Ingo Schäfer · Ursula Gast
Arne Hofmann · Christine Knaevelsrud
Astrid Lampe · Peter Liebermann
Annett Lotzin · Andreas Maercker
Rita Rosner · Wolfgang Wöller

S3-Leitlinie

Posttraumatische Belastungsstörung

publiziert bei

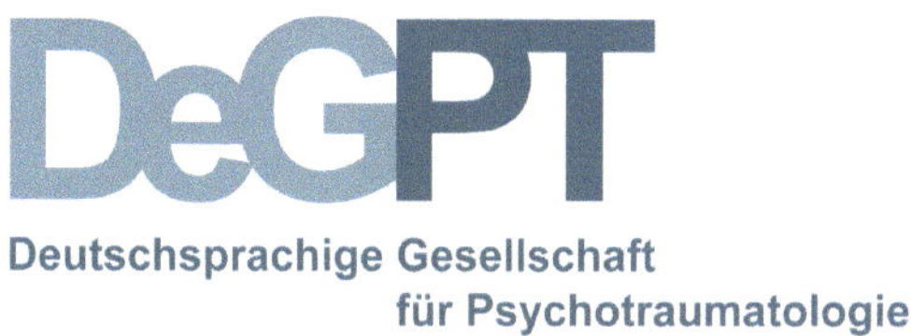

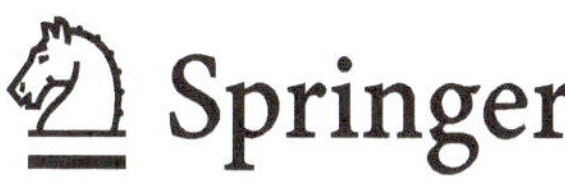

Leitlinienkoordinator

Prof. Dr. med. Ingo Schäfer, MPH, Klinik für Psychiatrie und Psychotherapie,
Universitätsklinikum Hamburg-Eppendorf, Martinistraße 52, 20246 Hamburg

Leitliniensekretariat
Dr. rer. nat Dipl.-Psych. Annett Lotzin, Klinik für Psychiatrie und Psychotherapie,
Universitätsklinikum Hamburg-Eppendorf, Martinistraße 52, 20246 Hamburg

Stand: 11/2019

AWMF-Registernummer 155 - 001

ISBN 978-3-662-59782-8   978-3-662-59783-5 (eBook)
https://doi.org/10.1007/978-3-662-59783-5

Die Deutsche Nationalbibliothek verzeichnet diese Publikation in der Deutschen Nationalbibliografie.

Springer

Umschlaggestaltung: deblik Berlin

Gedruckt auf säurefreiem und chlorfrei gebleichtem Papier

Springer ist Teil von Springer Nature
Die eingetragene Gesellschaft ist Springer-Verlag GmbH Germany
Die Anschrift der Gesellschaft ist: Heidelberger Platz 3, 14197 Berlin, Germany

Beteiligte Fachgesellschaften/Organisationen

Federführende Fachgesellschaft:

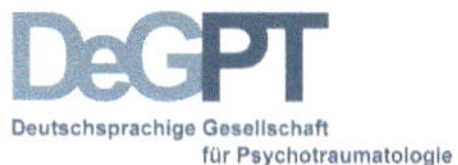

Deutschsprachige Gesellschaft für Psychotraumatologie e.V. (DeGPT)

Weitere beteiligte Fachgesellschaften/Organisationen:

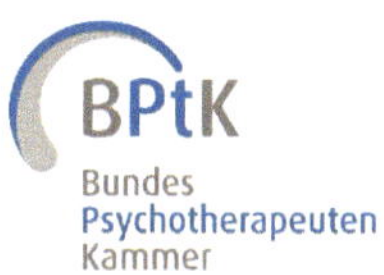

Bundespsychotherapeutenkammer (BPtK)

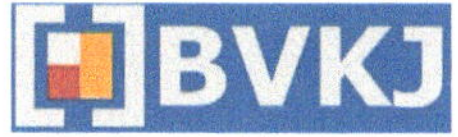

Bundesvereinigung Verhaltenstherapie im Kindes- und Jugendalter e.V. (BVKJ)

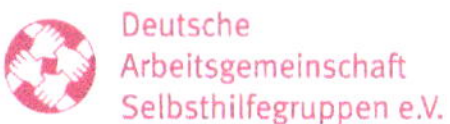

Deutsche Arbeitsgemeinschaft Selbsthilfegruppen e.V. (DAGSHG)

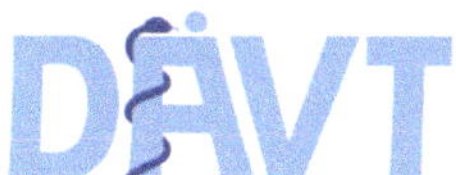

Deutsche Ärztliche Gesellschaft für Verhaltenstherapie e.V. (DÄVT)

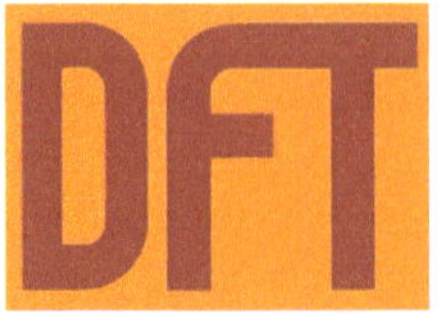

Deutsche Fachgesellschaft für tiefenpsychologisch fundierte Psychotherapie/ Psychodynamische Psychotherapie e.V. (DFT)

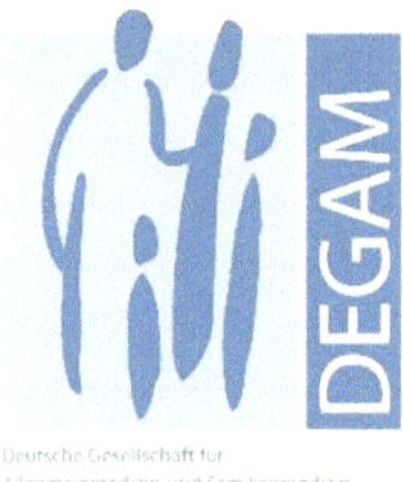

Deutsche Gesellschaft für Allgemeinmedizin und Familienmedizin e.V. (DEGAM)

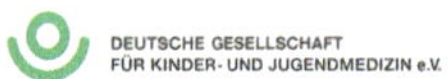

Deutsche Gesellschaft für Kinder- und Jugendmedizin e.V. (DGKJ)

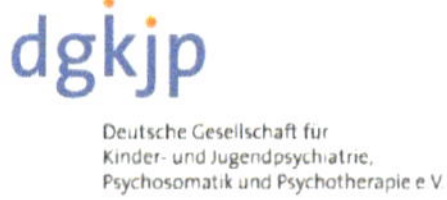

Deutsche Gesellschaft für Kinder- und Jugendpsychiatrie, Psychosomatik und Psychotherapie e.V. (dgkjp)

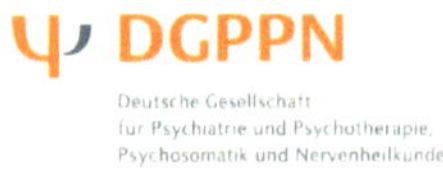

Deutsche Gesellschaft für Psychiatrie und Psychotherapie, Psychosomatik und Nervenheilkunde e.V. (DGPPN)

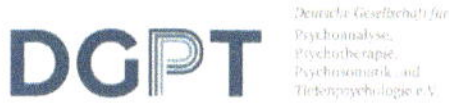

Deutsche Gesellschaft für Psychoanalyse, Psychotherapie, Psychosomatik und Tiefenpsychologie e.V. (DGPT)

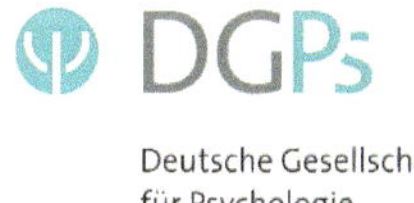

Deutsche Gesellschaft für Psychologie e.V. (DGPs)

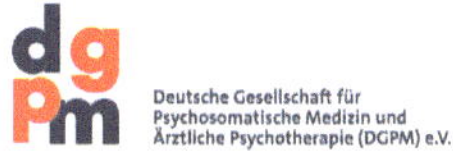

Deutsche Gesellschaft für Psychosomatische Medizin und Ärztliche Psychotherapie e.V. (DGPM)

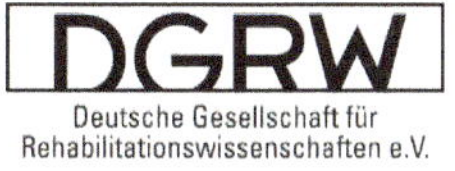

Deutsche Gesellschaft für Rehabilitationswissenschaften e.V. (DGRW)

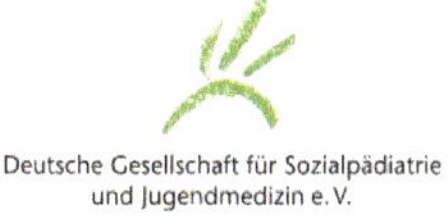

Deutsche Gesellschaft für Sozialpädiatrie und Jugendmedizin (DGSPJ) e.V.

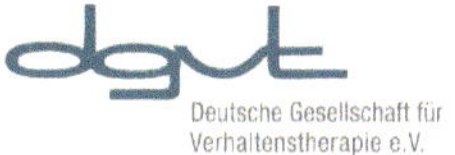

Deutsche Gesellschaft für Verhaltenstherapie e.V. (DGVT)

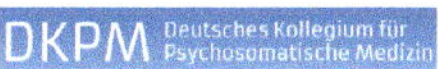

Deutsches Kollegium für Psychosomatische Medizin e.V. (DKPM)

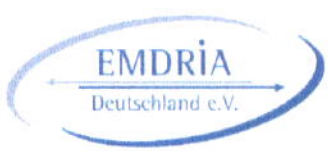

Eye Movement Desensitization and Reprocessing International Association
Deutschland e.V. (EMDRIA)

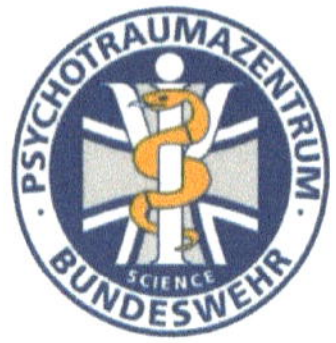

Psychotraumazentrum Bundeswehr (PZW)

Die Psychotraumatologie ist ein junges, sich dynamisch entwickelndes Fachgebiet. Im vergangenen Jahr lag die Gründung der Deutschsprachigen Gesellschaft für Psychotraumatologie (DeGPT) erst 20 Jahre zurück. In diesem Zeitraum hat die Fachgesellschaft wichtige Impulse im Bereich der Fortbildung und der Entwicklung von Standards zur Behandlung und Begutachtung von Traumafolgestörungen gesetzt. Dazu zählt auch diese Leitlinie. Bereits kurz nach Gründung der DeGPT wurde die erste S2-Version auf dem Portal der Arbeitsgemeinschaft der Wissenschaftlichen Medizinischen Fachgesellschaften (AWMF) publiziert. Viele Jahre gehörte sie dort zu den 20 am häufigsten abgerufenen Leitlinien, was den großen Bedarf an Empfehlungen zur fachgerechten Behandlung der Posttraumatischen Belastungsstörung (PTBS) deutlich machte. Ab 2006 erfolgte ihre Weiterentwicklung zu einer S3-Leitlinie, die 2011 publiziert wurde. Die vorliegende aktualisierte und erweiterte Version dieser Leitlinie ist das Ergebnis eines 2014 begonnen Überarbeitungsprozesses. Sie enthält gegenüber der letzten Version einige Neuerungen. So wird nun in eigenen Kapiteln auf die psycho- und pharmakotherapeutische Behandlung der PTBS sowie auf adjuvante Verfahren eingegangen. Aufgrund der Einführung der Diagnose „Komplexe PTBS" in ICD-11 widmet sich ein neues Kapitel der Behandlung dieser Störung. Auch neue Befunde zur Behandlung der PTBS bei Betroffenen mit anderen psychischen Diagnosen werden in einem eigenen Kapitel berücksichtigt. Eine wichtige Neuerung stellt zudem ein eigener Teil der Leitlinie zur Diagnostik und Behandlung der PTBS bei Kindern und Jugendlichen dar. Schließlich geht ein eigenes Kapitel auf Versorgungskonzepte bei Patientinnen und Patienten mit PTBS ein.

Während die erste Version der S3-Leitlinie in Abstimmung mit sechs weiteren Fachverbänden entstand, waren an ihrer Überarbeitung insgesamt 19 Verbände und Organisationen beteiligt, so dass ein noch breiterer fachlicher Konsens erzielt werden konnte. Für ihre wertvolle Mitarbeit und die konstruktiven Diskussionen im Rahmen des Leitlinienprozesses möchten wir allen beteiligten Expertinnen und Experten danken, besonders den Vertreterinnen und Vertretern der Bundespsychotherapeutenkammer (BPtK; Dr. Andrea Benecke und Dipl.-Psych. Timo Harfst), der Bundesvereinigung Verhaltenstherapie im Kindes- und Jugendalter (BVKJ; Dr. Marcella Woud), der Deutschen Arbeitsgemeinschaft Selbsthilfegruppen (DAG SHG; Dipl.-Psych. Jürgen Matzat), der Deutschen Ärztlichen Gesellschaft für Verhaltenstherapie (DÄVT; Dr. Bernhard Osen und Dr. Christian Ehrig), der Deutschen Gesellschaft für Allgemeinmedizin und Familienmedizin (DEGAM; Olaf Reddemann und Prof. Dr. Markus Herrmann), der Deutschsprachigen Gesellschaft für Psychotraumatologie (DeGPT; Prof. Dr. Birgit Kleim), der

Deutschen Fachgesellschaft für tiefenpsychologisch fundierte Psychotherapie (DFT; Prof. Dr. Ulrich Sachsse), der Deutschen Gesellschaft für Kinder- und Jugendmedizin (DGKJ; Prof. Dr. Volker Mall), der Deutschen Gesellschaft für Kinder- und Jugendpsychiatrie, Psychosomatik und Psychotherapie (DGKJP; Prof. Dr. Jörg Fegert und Prof. Dr. Paul Plener), der Deutschen Gesellschaft für Psychiatrie und Psychotherapie, Psychosomatik und Nervenheilkunde (DGPPN; PD Dr. Ulrich Frommberger und Prof. Dr. Martin Driessen), der Deutschen Gesellschaft für Psychoanalyse, Psychotherapie, Psychosomatik und Tiefenpsychologie (DGPT; Dr. Bruno Waldvogel), der Deutschen Gesellschaft für Psychologie (DGPs; Prof. Dr. Thomas Ehring), der Deutschen Gesellschaft für Psychosomatische Medizin und Ärztliche Psychotherapie (DGPM; Prof. Dr. Johannes Kruse), des Deutschen Kollegium für Psychosomatische Medizin (DKPM; Dr. Julia Schellong), der Deutschen Gesellschaft für Rehabilitationswissenschaften (DGRW; Prof. Dr. Volker Köllner), der Deutschen Gesellschaft für Sozialpädiatrie und Jugendmedizin (DGSPJ; Dr. Rainer Böhm), der Deutschen Gesellschaft für Verhaltenstherapie (DGVT; Dr. Rudi Merod), der Eye Movement Desensitization and Reprocessing International Association Deutschland (EMDRIA; Dr. Arne Hofmann und Dipl.-Psych. Thomas Hensel), sowie des Zentrums für Psychiatrie und Psychotraumatologie der Bundeswehr (BwK; PD Dr. Peter Zimmermann und Dr. Heinrich Rau). Auch allen weiteren beteiligten Expertinnen und Experten gilt unser ausdrücklicher Dank. Stellvertretend sei hier Frau PD Dr. Regina Steil genannt, der wir auch dafür danken, dass alle sechs Konsensustreffen in der Abteilung für Klinische Psychologie der Universität Frankfurt stattfinden durften. Die Steuergruppe der Leitlinie existiert seit 1997. Einige der damaligen Mitglieder gehören ihr bis heute an, andere übergaben ihren Platz an Nachfolgerinnen oder Nachfolger. Besonders zu danken ist hier PD Dr. Guido Flatten, der die Leitlinie mit initiierte und bis 2014 Koordinator der Steuergruppe war. Schließlich möchten wir der Arbeitsgemeinschaft der Wissenschaftlichen Medizinischen Fachgesellschaften (AWMF) und hier besonders Frau Prof. Dr. Ina Kopp, Frau Dr. Cathleen Muche-Borowski und Frau Dr. Susanne Blödt für ihre sehr hilfreiche und aktive Unterstützung des Leitlinienprozesses danken.

Behandlungsleitlinien dienen der Optimierung der Patientenversorgung. Sie geben den an der Behandlung beteiligten Personen Empfehlungen, an denen sie sich zum Wohle der Patientinnen und Patienten orientieren können. Die Versorgung von Personen mit Traumafolgestörungen hat sich in den letzten Jahrzehnten kontinuierlich verbessert. Inzwischen existiert ein Spektrum differenzierter Versorgungsangebote, das sich von der ambulanten Beratung und Behandlung Betroffener über stationäre traumatherapeutische Angebote bis zur spezifischen Rehabilitation von Traumafolgestörungen erstreckt. Dennoch wird der Bedarf an qualifizierten Behandlungsangeboten, die sich an der aktuellen Evidenz zur Behandlung der PTBS orientieren, nach wie vor nicht ausreichend gedeckt. Als Herausgeberinnen und Herausgeber dieser Leitlinie hoffen wir, dass sie dazu beitragen wird dieses Ziel künftig noch besser zu erreichen.

Hamburg, Juli 2019   Ingo Schäfer
für die Steuergruppe

Inhaltsverzeichnis

Dr. Mareike Augsburger Abteilung Psychopathologie und Klinische Intervention, Psychologisches Institut, Universität Zürich, Zürich, Schweiz

Prof. Dr. med. Dipl.-Psych. Robert Bering Alexianer Krefeld GmbH, Krefeld, Deutschland

Dr. med. Rainer Böhm Klinik für Kinder- und Jugendmedizin, Kinderzentrum Bethel, Evangelisches Klinikum Bethel, v. Bodelschwinghsche Stiftungen Bethel, Bielefeld, Deutschland

Dr. Maria Böttche Zentrum ÜBERLEBEN gGmbH, Berlin, Deutschland

AB Klinisch Psychologische Intervention, Freie Universität Berlin, Berlin, Deutschland

Prof. Dr. Thomas Ehring Lehrstuhl für Klinische Psychologie und Psychotherapie, Ludwig-Maximilians-Universität München, München, Deutschland

Dipl.-Psych. Franziska Epple Klinik und Poliklinik für Psychotherapie und Psychosomatik, Universitätsklinikum Carl Gustav Carus, Technische Universität Dresden, Dresden, Deutschland

PD Dr. med. Ulrich Frommberger MediClin Klinik an der Lindenhöhe, Offenburg, Deutschland

Dr. Jana Gutermann Psychotherapeutische Beratungsstelle für Studierende, Studien-Service-Center der Goethe Universität Frankfurt am Main, Frankfurt am Main, Deutschland

Dr. Tobias Hecker Abteilung Psychopathologie und Klinische Intervention, Psychologisches Institut, Universität Zürich, Zürich, Schweiz

Prof. Birgit Kleim, PhD Experimentelle Psychopathologie und Psychotherapie, Psychologisches Institut, Universität Zürich, Zürich, Schweiz

Psychiatrische Universitätsklink Zürich, Zürich, Schweiz

Prof. Dr. phil. Markus Landolt Universitäts-Kinderspital Zürich, Zürich, Schweiz

Univ.Prof. Dr. Brigitte Lueger-Schuster Fakultät für Psychologie, Arbeitsgruppe Psychotraumatologie, Universität Wien, Wien, Österreich

Dr. Helga Mattheß Duisburg, Deutschland

Prof. Dr. med. Volker Mall Lehrstuhl für Sozialpädiatrie, Technische Universität München, kbo-Kinderzentrum, München, Deutschland

Prof. Dr. Tanja Michael Klinische Psychologie und Psychotherapie, Universität des Saarlandes, Saarbrücken, Deutschland

Prof. Dr. Frank Neuner Abteilung für Psychologie, Universität Bielefeld, Bielefeld, Deutschland

Univ.-Prof. Dr. Paul Plener, MHBA Universitätsklinik für Kinder- und Jugendpsychiatrie, Medizinische Universität Wien, Wien, Österreich

Anneke Pogarell M.A. Klinik und Poliklinik für Psychotherapie und Psychosomatik, Universitätsklinikum Carl Gustav Carus, Technische Universität Dresden, Dresden, Deutschland

Prof. Dr. med. Johannes Kruse Klinik für Psychosomatik und Psychotherapie, Universitätsklinikum Gießen und Marburg GmbH, Gießen, Deutschland

Prof. Dr. med. Volker Köllner Campus Charité Mitte, Charité – Universitätsmedizin Berlin, Berlin, Deutschland

Dr. med. Heinrich Rau Bundeswehrkrankenhaus Berlin, Berlin, Deutschland

Olaf Reddemann Centre for Health and Society (chs), Institut für Allgemeinmedizin (ifam), Düsseldorf, Deutschland

Prof. Dr. med. Ulrich Sachsse Rosdorf, Deutschland

Dr. med. univ. Julia Schellong Klinik und Poliklinik für Psychotherapie und Psychosomatik, Universitätsklinikum Carl Gustav Carus, Technische Universität Dresden, Dresden, Deutschland

PD Dr. rer. nat. Regina Steil Goethe Universität Frankfurt, Zentrum für Psychotherapie, Frankfurt, Deutschland

Prof. Dr. Annette Streeck-Fischer International Psychoanalytic University (IPU), Berlin, Deutschland
Göttingen, Deutschland

Dr. Kerstin Stellermann Strehlow Kinder Trauma Institut, Offenburg, Deutschland

Dr. Fanja Riedel-Wendt Zentrum ÜBERLEBEN gGmbH, Berlin, Deutschland

Dr. Marcella Woud Fakultät für Psychologie, AE Klinische Psychologie und Psychotherapie, Ruhr-Universität Bochum, Bochum, Deutschland

Ingo Schäfer

Inhaltsverzeichnis

Zielsetzung, Anwendungsbereich und Adressaten

Die Psychotraumatologie hat sich in den letzten Jahrzehnten zu einem sich immer weiter ausdifferenzierenden Forschungs- und Versorgungsbereich entwickelt. Als Querschnittsfach ist sie integraler Bestandteil der Psychiatrie und Psychotherapie, der Psychosomatischen Medizin, sowie der klinischen Psychologie. Aber auch für andere Berufsgruppen die häufig mit Personen mit posttraumatischen Störungen konfrontiert sind, etwa in der primärärztlichen Versorgung und anderen medizinischen Bereichen, ist das Wissen um die Folgen traumatischer Erfahrungen und an-

© Ingo Schäfer, Ursula Gast, Arne Hofmann, Christine Knaevelsrud, Astrid Lampe,   1
Peter Liebermann, Annett Lotzin, Andreas Maercker, Rita Rosner, Wolfgang Wöller 2019
I. Schäfer et al. (Hrsg.), *S3-Leitlinie Posttraumatische Belastungsstörung*,
https://doi.org/10.1007/978-3-662-59783-5_1

gemessene Hilfen für Betroffene von großer Bedeutung. Das Ziel der vorliegenden Leitlinie ist es, die Handlungssicherheit bei Berufsgruppen, die an der Versorgung von Personen mit Posttraumatischer Belastungsstörung (PTBS) beteiligt sind zu erhöhen und dadurch die Behandlung Betroffener zu verbessern. Im Einzelnen soll dies erreicht werden durch:

- Evidenzbasierte Aussagen zur Wirksamkeit von psychotherapeutischen, medikamentösen und adjuvanten Interventionen bei der Behandlung der PTBS;
- Empfehlungen zum Verzicht auf wirkungslose oder riskante Therapien;
- die Diskussion wichtiger Versorgungsstrukturen für Betroffene sowie der spezifischen Herausforderungen, vor die diese aktuell gestellt sind.

Die Leitlinie nimmt dabei unter anderem zu den folgenden Fragen Stellung:

- Nach welchen Kriterien und auf welcher Grundlage soll die Diagnostik der PTBS erfolgen und welche weiteren Traumafolgestörungen müssen berücksichtigt werden?
- Welche psychotherapeutischen Verfahren sollen für eine evidenzbasierte und effektive Behandlung der PTBS angewendet werden und welche Varianten dieser Verfahren stehen zur Verfügung?
- Sollen Psychopharmaka bei PTBS eingesetzt werden?
- Welche additiven therapeutischen Effekte zeigen adjuvante Verfahren auf die Symptomatik der PTBS, wenn sie zusätzlich zu den empfohlenen psychotherapeutischen Verfahren eingesetzt werden?
- Welche Ansätze sind zur Behandlung komplexer Traumafolgestörungen wie der Komplexen Posttraumatischen Belastungsstörung (KPTBS) nach ICD-11 geeignet?
- Inwieweit muss die Behandlung der PTBS bei Vorliegen komorbider Störungen adaptiert werden und ergeben sich daraus Kontraindikationen für ein traumafokussiertes Vorgehen?
- Welche weiteren Symptome und Verhaltensprobleme sollten bei Kindern und Jugendlichen mit PTBS abgeklärt werden?
- Inwiefern ist der Entwicklungsstand bei der psychotherapeutischen Behandlung von Kindern und Jugendlichen zu berücksichtigen und sollen Eltern oder Bezugspersonen in die Behandlung mit einbezogen werden?

Die Leitlinie bezieht sich demnach auf Kinder, Jugendliche und Erwachsene mit Posttraumatischer Belastungsstörung (PTBS). Dies schließt sowohl Betroffene mit einer klassischen PTBS als auch mit einer komplexen PTBS ein, entsprechend dem Konzept der komplexen PTBS in ICD-11. Weiter bezieht sich die Leitlinie auf Betroffene, bei denen eine PTBS gleichzeitig mit weiteren psychische Störungen vorliegt, etwa affektiven Störungen, psychotischen Störungen, somatoformen Störungen, dissoziativen Störungen, Essstörungen, Angststörungen, Persönlichkeitsstörungen oder Substanzstörungen.

Adressaten der Leitlinie sind alle Personen, die an der Behandlung von Menschen mit posttraumatischen psychischen Störungen beteiligt sind. Ihre Tätigkeitsfelder erstrecken sich von der primärärztlichen Versorgung durch Hausärzte oder Krankenhausambulanzen bis zur traumaspezifischen fachärztlichen und -psychotherapeutischen Versorgung in spezialisierten ambulanten oder stationären Behandlungssettings.

Entwicklungsprozess der Leitlinie

Leitliniengruppe

Zur Überarbeitung der S3-Leitlinie Posttraumatische Belastungsstörung wurden alle Expertinnen und Experten eingeladen, die bereits an der letzten, 2011 publizierten Version der Leitlinie beteiligt waren. Soweit sie dadurch noch nicht repräsentiert waren wurden zudem Fachgesellschaften und Berufsverbände kontaktiert, die maßgeblich an der Versorgung von Patientinnen und Patienten mit Posttraumatischer Belastungsstörung beteiligt sind und um Entsendung von Mandatsträgern in die Konsensgruppe gebeten (Tab. 2). Es wurde zur Abstimmung gestellt ob auch weitere Expertinnen und Experten, die bereits am Upgrade der Leitlinie in 2011 beteiligt waren, Stimmrecht bei den Konsensuskonferenzen erhalten sollen (Tab. 3). Dies wurde durch die Mandatsträger der beteiligten Fachgesellschaften bei der Konsensuskonferenz am 12.12.2016 mehrheitlich befürwortet (16/18 Stimmen). Bei der nächsten Überarbeitung der Leitlinie soll jedoch angestrebt werden vor allem Expertinnen und Experten zur formalen Abstimmung zuzulassen, die durch Fachgesellschaften mandatiert wurden.

Patientenbeteiligung

Die Leitlinie wurde unter Mitwirkung von Herrn Dipl.-Psych. Jürgen Matzat (Deutsche Arbeitsgemeinschaft Selbsthilfegruppen, DAG SHG e.V.) als Patientenvertreter erstellt. Herr Matzat war von Beginn an in die Erstellung der Leitlinie eingebunden und nahm mit eigenem Stimmrecht an den Konsensuskonferenzen teil.

Tab. 1 Mitglieder der Steuergruppe

Mitglied	Ort
Dr. Arne Hofmann	Bergisch Gladbach
PD Dr. Ursula Gast	Mittelangeln
Prof. Dr. Christine Knaevelsrud	Berlin
Prof. Dr. Astrid Lampe	Innsbruck
Peter Liebermann	Leverkusen
Prof. Dr. Dr. Andreas Maercker	Zürich
Prof. Dr. Rita Rosner	Eichstädt
Prof. Dr. Ingo Schäfer	Hamburg
PD Dr. Wolfgang Wöller	Bonn

Tab. 2 Mandatsträgerinnen und Mandatsträger der beteiligten Fachgesellschaften/Institutionen

Mandatsträger/-in	Ort	Fachgesellschaft/Institution
Dr. Dipl.-Psych. Andrea Benecke	Mainz	Bundespsychotherapeutenkammer (BPtK)
Dipl.-Psych. Timo Harfst (Stellvertr.)	Berlin	Bundespsychotherapeutenkammer (BPtK)
Dr. Marcella Woud, PhD	Bochum	Bundesvereinigung Verhaltenstherapie im Kindes- und Jugendalter e.V. (BVKJ)
Dipl.-Psych. Jürgen Matzat	Gießen	Deutsche Arbeitsgemeinschaft Selbsthilfegruppen e.V. (DAG SHG)
Dr. med. Bernhard Osen	Bad Bramstedt	Deutsche Ärztliche Gesellschaft für Verhaltenstherapie e.V. (DÄVT)
Dr. med. Christian Ehrig (Stellvertr.)	Prien am Chiemsee	Deutsche Ärztliche Gesellschaft für Verhaltenstherapie e.V. (DÄVT)
Olaf Reddemann	Köln	Deutsche Gesellschaft für Allgemeinmedizin und Familienmedizin e.V. (DEGAM)
Prof. Dr. med. Markus Herrmann (Stellvertr.)	Berlin	Deutsche Gesellschaft für Allgemeinmedizin und Familienmedizin e.V. (DEGAM)
Prof. Dr. Dipl.-Psych. Birgit Kleim	Zürich	Deutschsprachige Gesellschaft für Psychotraumatologie e.V. (DeGPT)
Prof. Dr. med. Ulrich Sachsse	Göttingen	Deutsche Fachgesellschaft für tiefenpsychologisch fundierte Psychotherapie e.V. (DFT)
Prof. Dr. med. Volker Mall	München	Deutsche Gesellschaft für Kinder- und Jugendmedizin e.V. (DGKJ)
Prof. Dr. med. Jörg Fegert	Ulm	Deutsche Gesellschaft für Kinder- und Jugendpsychiatrie, Psychosomatik und Psychotherapie e.V. (DGKJP)
Prof. Dr. med. Paul Plener (Stellvertr.)	Wien	Deutsche Gesellschaft für Kinder- und Jugendpsychiatrie, Psychosomatik und Psychotherapie e.V. (DGKJP)
PD Dr. med. Ulrich Frommberger	Offenburg	Deutsche Gesellschaft für Psychiatrie und Psychotherapie, Psychosomatik und Nervenheilkunde (DGPPN)
Prof. Dr. med. Martin Driessen (Stellvertr.)	Bielefeld	Deutsche Gesellschaft für Psychiatrie und Psychotherapie, Psychosomatik und Nervenheilkunde e.V. (DGPPN)
Dr. Dipl.-Psych. Bruno Waldvogel	München	Deutsche Gesellschaft für Psychoanalyse, Psychotherapie, Psychosomatik und Tiefenpsychologie e.V. (DGPT)
Prof. Dr. Dipl.-Psych. Thomas Ehring	München	Deutsche Gesellschaft für Psychologie e.V. (DGPs)
Prof. Dr. med. Johannes Kruse	Giessen	Deutsche Gesellschaft für Psychosomatische Medizin und Ärztliche Psychotherapie e.V. (DGPM)
Dr. med. univ. Julia Schellong	Dresden	Deutsches Kollegium für Psychosomatische Medizin e.V. (DKPM)
Prof. Dr. med. Volker Köllner	Berlin	Deutsche Gesellschaft für Rehabilitationswissenschaften e.V. (DGRW)
Dr. med. Rainer Böhm	Bielefeld	Deutsche Gesellschaft für Sozialpädiatrie und Jugendmedizin e.V. (DGSPJ)
Dr. Dipl.-Psych. Rudi Merod	München	Deutsche Gesellschaft für Verhaltenstherapie e.V. (DGVT)

Tab. 2 (Fortsetzung)

Mandatsträger/-in	Ort	Fachgesellschaft/Institution
Dr. med. Arne Hofmann	Bergisch-Gladbach	Eye Movement Desensitization and Reprocessing International Association Deutschland e.V. (EMDRIA)
Dipl.-Psych. Thomas Hensel (Stellvertr.)	Offenburg	Eye Movement Desensitization and Reprocessing International Association Deutschland e.V. (EMDRIA)
PD. Dr. med. Peter Zimmermann	Berlin	Zentrum für Psychiatrie und Psychotraumatologie der Bundeswehr (BwK)
Dr. med. Heinrich Rau (Stellvertr.)	Berlin	Zentrum für Psychiatrie und Psychotraumatologie der Bundeswehr (BwK)

Tab. 3 Weitere Expertinnen und Experten der Konsensusgruppe

Mitglied	Ort
Prof. Dr. med. Robert Bering	Krefeld
Prof. Dr. med. Martin Bohus	Mannheim
Dr. med. Laycen Chuey-Ferrer	Köln
Prof. Dr. med. Annette Streeck-Fischer	Berlin
PD Dr. med. M.A. Guido Flatten	Aachen
Dr. Dipl.-Psych. Jana Gutermann	Frankfurt am Main
Prof. Dr. Dipl.-Psych. Markus Landolt	Zürich
Dipl.- Psych. Christa Leiendecker	Frankfurt am Main
Prof. Dr. Dipl.-Psych. Brigitte Lueger-Schuster	Wien
Dr. med. Dipl.-Phys. Helga Mattheß	Duisburg
Prof. Dr. Dipl.-Psych. Tanja Michael	Saarbrücken
Prof. Dr. Dipl.-Psych. Frank Neuner	Bielefeld
PD Dr. Maggie Schauer, M.A.	Konstanz
PD Dr. Dipl.-Psych. Regina Steil	Frankfurt am Main

Tab. 4 Weitere Expertinnen und Experten (Mitwirkung in Arbeitsgruppen)

Experte/-in	Ort
Dr. Dipl.-Psych. Mareike Augsburger	Zürich
Dr. Dipl.-Psych. Maria Böttche	Berlin
Dr. Tobias Hecker, PhD	Zürich
Dr. Dipl.-Psych Fanja Riedel- Wendt	Berlin
Dr. med. Kerstin Stellermann-Strehlow	Lüneburg

Methodische Begleitung

Die Aktualisierung der Leitlinie wurde bis Dezember 2016 durch Frau Dr. Cathleen Muche-Borowski, Arbeitsgemeinschaft der Wissenschaftlichen Medizinischen Fachgesellschaften e.V. (AWMF) und ab Januar 2017 durch Frau Prof. Ina Kopp und Frau Dr. Susanne Blödt, Arbeitsgemeinschaft der Wissenschaftlichen Medizinischen Fachgesellschaften e.V. (AWMF), methodisch begleitet.

Methoden der Leitlinienerstellung

Arbeitsgruppen und Zuordnung der Empfehlungen

Die Methodik zur Aktualisierung der Leitlinie richtete sich nach dem AWMF-Regelwerk (Version 1.1 vom 27.03.2013).[1] Bei den ersten Konsensustreffen wurde das Vorgehen bei der Überarbeitung diskutiert und die folgenden Unterarbeitsgruppen festgelegt:

- AG Diagnostik (Leitung C. Knaevelsrud)
- AG Psychotherapie (Leitung T. Ehring)
- AG Pharmakotherapie (Leitung J. Schellong)
- AG Adjuvante Verfahren (Leitung T. Michael)
- AG Komplexe PTBS (Leitung A. Maercker)
- AG Komorbidität (Leitung I. Schäfer)
- AG Kinder und Jugendliche (Leitung R. Rosner)
- AG Versorgung (Leitung O. Reddemann)

Die Empfehlungen der Leitlinienversion von 2011 wurden den Arbeitsgruppen zur Überarbeitung zugeordnet (Empfehlung 1 und 2: AG Komorbidität; Empfehlung 3 und 4: AG Diagnostik; Empfehlung 5: AG Komplexe PTBS; Empfehlung 6: AG Pharmakotherapie; Empfehlung 7: AG Adjuvante Verfahren; Empfehlung 8 bis 16: AG Psychotherapie; Empfehlung 17: Gesamte Leitliniengruppe). Die jeweiligen Schlüsselfragen wurden durch die Arbeitsgruppen überprüft, ggf. ergänzt und der Konsensusgruppe zur Abstimmung vorgelegt. Die Schlüsselfragen der beiden Kapitel „Komplexe PTBS" bzw. „Kinder- und Jugendliche" wurden neu durch die jeweiligen Arbeitsgruppen erarbeitet.

Methodische Strategien

Die eingesetzten methodischen Strategien umfassten systematische Recherchen nach bereits vorhandenen Leitlinien, Meta-Analysen und Originalarbeiten sowie die strukturierte Konsensfindung durch die Konsensusgruppe. Die Gewichtung der methodischen Strategien wurde für die einzelnen Themenfelder bzw. Arbeitsgruppen wie folgt entschieden:

- AG Diagnostik (Sichtung Leitlinien; Konsensfindung)
- AG Psychotherapie (Sichtung Leitlinien; Meta-Analysen, Originalarbeiten, Konsensfindung)
- AG Pharmakotherapie (Sichtung Leitlinien und Meta-Analysen; Konsensfindung)

---

[1] Arbeitsgemeinschaft der Wissenschaftlichen Medizinischen Fachgesellschaften (AWMF) – Ständige Kommission Leitlinien. AWMF-Regelwerk „Leitlinien". 1. Auflage 2012. http://www.awmf.org/leitlinien/awmf-regelwerk.html (letzter Zugriff: 03.10.2019)

- AG Adjuvante Verfahren (Sichtung Originalarbeiten; Konsensfindung)
- AG Komplexe PTBS (Sichtung Originalarbeiten; Konsensfindung)
- AG Komorbidität (Sichtung Originalarbeiten; Konsensfindung)
- AG Kinder und Jugendliche (Sichtung Leitlinien und Meta-Analysen; Konsensfindung)

Die Recherche und Erstellung des Leitlinienentwurfs umfasste die folgenden Arbeitsschritte:

- Festlegung der Suchbegriffe und Einschlusskriterien (Konsensusgruppe)
- Recherche/Selektion (Rechercheteam)
- Bewertung der relevanten Arbeiten anhand von SIGN-Checklisten (Rechercheteam)
- Monitoring der Bewertung und Rückmeldung (Rechercheteam)
- Erstellung der Evidenztabellen (Rechercheteam)
- Erstellung der Textentwürfe mit Empfehlungen (Arbeitsgruppen)
- Redaktion und Erstellung des Leitlinienentwurfs (Arbeitsgruppen, Koordinator)

Auswahl der Evidenz

Recherche Leitlinien

Es erfolgte keine Leitlinienadaptation, sondern die existierenden Leitlinien wurden zur Beantwortung der Fragestellung herangezogen. Dazu wurde eine systematische Recherche der Datenbanken *Medline*, *Embase*, *PsychINFO*, *Psyndex* und *Cochrane Database* zu relevanten Leitlinien bis 2014 durchgeführt. Zudem erfolgte eine Handsuche von Leitliniendatenbanken. Eine weitere relevante Leitlinie [5] und eine Aktualisierung [2], wurde im Verlauf des Leitlinienprozesses publiziert und mit einbezogen. Einschlusskriterium für Leitlinien war deren hohe methodische Qualität nach DELBI.[2] Dies wurde von den folgenden Leitlinien erfüllt:

- Post-traumatic stress disorder (PTSD): The management of PTSD in adults and children in primary and secondary care (National Institute for Health and Care Excellence [1])
- Clinical Practice Guideline for Management of Post-Traumatic Stress (US Department of Veterans Affairs and Department of Defense [2])
- Australian Guidelines for the Treatment of Acute Stress Disorder & Posttraumatic Stress Disorder (Australian Centre for Posttraumatic Mental Health [3])
- Guidelines for the Management of Conditions Specifically Related to Stress (World Health Organization [4])

---

[2] Ärztliches Zentrum für Qualität in der Medizin (ÄZQ), Arbeitsgemeinschaft der Wissenschaftlichen Medizinischen Fachgesellschaften (AWMF) (2008) Deutsches Instrument zur methodischen Leitlinien-Bewertung (DELBI).

- Clinical Practice Guideline for the Treatment of Posttraumatic Stress Disoders (PTSD; American Psychological Association [5])

Recherche Meta-Analysen und Originalarbeiten
AG Psychotherapie, AG Komplexe PTBS und AG Komorbidität
Es erfolgte eine systematische Literaturrecherche durch Mitglieder der AG Psychotherapie, deren Ergebnis als Grundlage für die Empfehlungen der Kapitel Psychotherapie, Phamakotherapie, Komplexe PTBS und Komorbidität dienten. Das Rechercheteam umfasste Arbeitsgruppen in München (T. Ehring), Zürich (B. Kleim) und Hamburg (I. Schäfer).

Bei der Literaturrecherche wurde das folgende Vorgehen gewählt, wobei jeder Schritt (Literatursuche, Anwendung der Einschlusskriterien zur Selektion von Studien, Erstellung der Evidenztabellen) jeweils von zwei unabhängigen Arbeitsgruppen parallel durchgeführt wurde:

- Systematische Literaturrecherche in den Datenbanken *Pubmed*, *PsychInfo*, *Psyndex*, *PILOTS* und *Cochrane Database* für Veröffentlichungen bis einschließlich Dezember 2016 unter der Verwendung der folgenden Suchtermini, wobei Suchbegriffe aus beiden Termini in Titel und/oder Abstract vorkommen mussten:
  - PTSD OR posttraumatic stress disorder OR Posttraumatische Belastungsstörung OR PTBS
  - treatment trial OR randomized controlled trial OR (*indexed by a thesaurus term as a clinical trial*);
- Identifikation aller Primärstudien, die in dabei identifizierten Metaanalysen verwendet wurden;
- Systematische Auswertung der Literaturverzeichnisse aller eingeschlossenen Primärstudien.

Als Ergebnis der Literaturrecherche konnten 8319 potenziell relevante Publikationen identifiziert werden, die eingeschlossen wurden wenn die folgenden Kriterien erfüllt waren:

- Randomisierte kontrollierte Studie;
- PTBS (Diagnose oder Symptomschwere) als *Primary Outcome Measure;*
- Studienteilnehmer sind mindestens 18 Jahre alt oder separate Daten für Teilstichprobe $\geq$ 18 Jahre erhältlich;
- Publikation in einer Zeitschrift mit Peer-Review-Verfahren;
- Mindestanzahl von Personen pro Bedingung in Analyse: $n = 10$.

Insgesamt konnten so n = 288 relevante Studien identifiziert werden.

Als Grundlage für die AG Komplexe PTBS (KPTBS) wurden innerhalb dieser Stichprobe Studien mit KPTBS als direkte Zielvariable recherchiert (z. B. DESNOS, geplante ICD-11 Kriterien, developmental trauma, EPCACE) *oder* PTBS und mindestens zwei zusätzlichen Symptomen aus den folgenden drei Bereichen als Zielvariable: Affektregulationsstörung (einschließlich Dissoziationsneigung), negative Selbstwahrnehmung und Beziehungsstörungen (d.h. zwei von drei Symptomclustern spezifisch für KPTBS nach ICD-11). Insgesamt konnten so n = 14 relevante Studien identifiziert werden.

Als Grundlage für die AG Komorbidität wurden innerhalb der n = 288 durch die AG Psychotherapie ermittelten Studien solche recherchiert, deren Einschlusskriterien neben der Diagnose PTBS die Diagnose einer weiteren psychischen Störung aus den ICD-10 Kapiteln F1 – F6 beinhalteten. Insgesamt konnten so n = 22 relevante Studien identifiziert werden.

AG Adjuvante Verfahren

Durch die AG Adjuvante Verfahren wurde eine eigene Literaturrecherche mit der folgenden Vorgehensweise durchgeführt:

- Systematische Literaturrecherche in den Datenbanken *PubMed*, *Web of Science, PILOTS* und *Cochrane Database* unter der Verwendung der folgenden Suchtermini, wobei Suchbegriffe aus allen drei Termini in Titel und/oder Abstract vorkommen mussten:
  - randomized controlled trial OR meta-analysis OR controlled clinical trial
  - acupoint* OR acupuncture* OR D-cycloserine OR hypnotherapy OR hypnosis OR neurofeedback OR biofeedback OR imagery rescripting OR exercise OR art* OR music* OR animal assisted* OR body psychotherapy OR ergotherapy OR conjoint* OR family* OR meditation OR yoga OR augmentation OR adjunctive OR adjuvant OR add-on OR enhancement
  - PTSD OR post-traumatic stress disorder OR posttraumatic stress disorder
- Systematische Auswertung der Literaturverzeichnisse aller eingeschlossenen Primärstudien, Reviewartikel und Metaanalysen nach relevanten Studien. Zudem wurde in Google Scholar nach Studien gesucht, die bereits gefundene Artikel zitieren.

Studien wurden eingeschlossen wenn die folgenden Kriterien erfüllt waren:

- Randomisierte kontrollierte Studie;
- adjuvante Interventionen bei erwachsenen PTBS-Patienten welche mit leitlinienkonformer Psychotherapie behandelt wurden (vgl. Kap. Psychotherapie);
- Studienteilnehmer sind mindestens 18 Jahre alt.

Es wurden keine Studien eingeschlossen, die die Kombination von Psychopharmaka und Psychotherapie betrachteten. Medikamentöse Interventionen wurden eingeschlossen, wenn ihr Einsatz die therapeutischen Prozesse der Psychotherapie verstärken sollte.

Insgesamt konnten so n = 12 relevante Studien identifiziert werden.

AG Kinder und Jugendliche

Zu Reviews im Bereich der psychopharmakologischen Behandlung von Kindern und Jugendlichen wurde durch die AG Kinder und Jugendliche eine zusätzliche systematische Literaturrecherche in *PubMed* durchgeführt (Suchterm: „PTSD

[AND] psychopharmacol* [OR] pharmaco* [AND] child [OR] adolesc*"). Durch zwei unabhängige Reviewer konnten 276 potenziell relevante Arbeiten identifiziert werden. Daraus erfolgte ein Einschluss von vier relevanten systematischen Reviews [6–9]. Aktuelle Einzelarbeiten auf RCT-Niveau (Erscheinungsjahr seit 2005), die in der älteren NICE Guideline oder den Parametern der AACAP (American Academy of Child and Adolescent Psychiatry) nicht berücksichtigt waren, wurden ebenfalls eingepflegt [10–13].

Zur psychotherapeutischen Behandlung von Kindern und Jugendlichen wurde die beiden zum Zeitpunkt der Abfassung der Leitlinie verfügbaren alle Verfahren und alle Traumatypen umfassenden Metaanalysen aus dem Jahr 2016 zugrunde gelegt [14, 15]. Am 15.09.2016 erfolgte eine Nachsuche nach bis zu diesem Zeitpunkt neu veröffentlichten Studien. Diese Nachsuche ergab, dass sich mit den Suchkriterien aus der Meta-Analyse von Gutermann und Kollegen [14] 12 weitere Studien ergeben, die einem genaueren Screening unterzogen wurden. Keine dieser Studien wurde zusätzlich aufgenommen, da die Studien entweder bereits in die Meta-Analyse von Morina und Kollegen [15] eingeflossen waren oder aus verschiedenen Gründen nicht die Einschlusskriterien erfüllten (z. B. lagen sie nicht in englischer oder deutscher Sprache vor, der Altersbereich war unpassend oder es handelte sich um eine Präventions- statt Interventionsstudie).

Evidenzbewertung

Die Hierarchisierung der einbezogenen Evidenz folgte den Evidenzkategorien des britischen National Institute for Health and Care Excellence (NICE).[3] Dieser Hierarchie zufolge haben systematische Übersichtsarbeiten und Meta-Analysen qualitativ hochwertiger doppelblinder randomisierter-kontrollierter Studien das höchste Evidenzlevel (Ia), gefolgt von einzelnen randomisiert-kontrollierten Studien (Ib), kontrollierten, nichtrandomisierten Studien (II), Korrelations- oder Vergleichsstudien sowie Fallberichten (III). Der Evidenzgrad IV bezeichnet nach der Systematik von NICE Expertenmeinungen und/oder klinische Erfahrungen anerkannter Autoritäten. Bei der vorliegenden Überarbeitung wurde auf diese Graduierung nicht zurück gegriffen, sondern die Kategorie des „Klinischen Konsenspunktes" (KKP) verwandt. Nichtrandomisierte Studien wurden nicht systematisch recherchiert und nicht bei den Empfehlungen berücksichtigt, konnten aber im Hintergrundtext zu den jeweiligen Themenfeldern berücksichtigt werden. Die Bewertung doppelblinder randomisiert-kontrollierter Studien erfolgte anhand eines umfassenden Codierungsschemas, das alle Domänen des Scottish Intercollegiate Guidelines Network (SIGN)[4] abdeckte.

---

[3] https://www.nice.org.uk/process/pmg20/chapter/introduction-and-overview (letzter Zugriff: 03.10.2019)

[4] https://www.sign.ac.uk/checklists-and-notes.html (letzter Zugriff: 03.10.2019)

Formale Konsensfindung

Die strukturierte Konsensfindung erfolgte unter unabhängiger Moderation durch Vertreterinnen der AWMF (s. o.). Die Konsensuskonferenzen fanden am 10.09.2014, 04.12.2014, 12.12.2016, 25.09.2017, 04.12.2017 und 16.04.2018 jeweils in Frankfurt statt (Abt. für Klinische Psychologie der Universität Frankfurt, PD Dr. R. Steil)

Die Formulierung der Empfehlungen sowie die Darstellung des sich aus den Quell-Leitlinien und/oder der Primärliteratur ergebenden Empfehlungsgrads erfolgten durch die jeweiligen Arbeitsgruppen. In Anlehnung an das Vorgehen beim Nominalen Gruppenprozess wurde für die strukturierte Konsensfindung folgende Vorgehensweise gewählt:

- Präsentation der zu konsentierenden Inhalte, Gelegenheit zu Rückfragen zum methodischen Vorgehen/inhaltlichen Verständnis;
- Aufnahme begründeter Alternativen;
- Abstimmung des Erstentwurfs und der Alternativen;
- falls kein Konsens erreicht wurde: Feststellen von Diskussionspunkten mit Debatte/Diskussion;
- endgültige Abstimmung.

An diesem Prozess nahmen die in den Tabellen 1 bis 3 benannten Mitglieder der Leitliniengruppe teil. Den beteiligten Fachgesellschaften sowie den weiteren Mitgliedern der Leitliniengruppe stand im Abstimmungsverfahren je eine Stimme zur Verfügung. Falls die benannten Vertreter der Fachgesellschaften nicht am Konsensverfahren teilnehmen konnten, wurden von ihnen in Abstimmung mit der Fachgesellschaft oder Organisation ggf. Repräsentanten ausgewählt. Die Konsentierung der Empfehlungen zur Diagnostik der PTBS bei Erwachsenen erfolgte im Delphi-Verfahren.

Empfehlungsgraduierung und Feststellung der Konsensstärke

Die Empfehlungen wurden anhand des in Tab. 5 dargestellten Grundprinzips graduiert. Dabei wurden neben der Evidenz auch Faktoren wie das Verhältnis von Nutzen

Tab. 5 Schema zur Graduierung von Empfehlungen

Empfehlungsgrad	Evidenzebenen	Beschreibung	Ausdrucksweise
A	Ia, Ib	Starke Empfehlung	Soll/Soll nicht
B	II, III	Schwache Empfehlung	Sollte/sollte nicht
0	IV	Empfehlung offen	Kann erwogen/verzichtet werden
KKP	-	Klinischer Konsenspunkt	-

Tab. 6 Feststellung der Konsensstärke

Klassifikation der Konsensusstärke	
Starker Konsens	>95 % der Stimmberechtigten
Konsens	>75–95 % der Stimmberechtigten
Mehrheitliche Zustimmung	>50–75 % der Stimmberechtigten
Dissens	<50 % der Stimmberechtigten

und Schaden, Patientenpräferenzen und die Umsetzbarkeit im klinischen Alltag berücksichtigt. Statt des Empfehlungesgrades „O" nach NICE wurde für Expertenempfehlungen die Kategorie des „Klinischen Konsenspunktes" (KKP) verwandt

Die Konsensstärke wurde gemäß Tab. 6 klassifiziert. Bei Änderungsanträgen war die einfache Mehrheit ausschlaggebend, bei der Endabstimmung eine 75 % Mehrheit.

Redaktionelle Unabhängigkeit

Finanzierung der Leitlinie

Die Leitlinienarbeit wurde von der Deutschsprachigen Gesellschaft für Psychotraumatologie (DeGPT) und der Deutschen Gesellschaft für Psychiatrie und Psychotherapie, Psychosomatik und Nervenheilkunde (DGPPN) finanziell unterstützt.

Darlegung von Interessen und Umgang mit Interessenkonflikten

Interessenkonflikte der Steuergruppe und der Konsensusgruppe wurden schriftlich mithilfe des AWMF-Formblattes (Version 2018) erhoben, das direkte, finanzielle und indirekte Interessenkonflikte erfasst. Die Interessenkonflikte aller Mitwirkenden wurden durch die Vorsitzenden der AG Ethik der Deutschsprachigen Gesellschaft für Psychotraumatologie (DeGPT) bewertet (PD Dr. med. Ursula Gast, Dr. med. Andrea Schleu). Dabei wurde eine Bewertung entsprechend des AWMF Regelwerks in gering, moderat und hoch vorgenommen. Hohe Interessenkonflikte lagen bei keinem Mitglied der Konsensusgruppe vor. Bei moderaten Interessenkonflikten wurden doppelte Abstimmungen durchgeführt, um mögliche Differenzen in der Bewertung von Empfehlungen zwischen den Gruppen mit und ohne Interessenkonflikte festzustellen. Dies war insbesondere in Bezug auf Interessenkonflikte im Bereich der Fort- und Weiterbildung sowie beim Einsatz spezifischer Therapieverfahren (KVT/EMDR im Kinder- und Jugendbereich) der Fall.

Verabschiedung

Die Verabschiedung der Leitlinie erfolgte nach finaler Begutachtung durch die beteiligten Fachgesellschaften und alle Mitglieder der Leitliniengruppe.

Gültigkeitsdauer und Aktualisierungsverfahren

Die Leitlinie ist ab ihrer Publikation bei der AWMF in 2019 bis zur nächsten Aktualisierung bzw. spätestens bis zum Ablauf von 5 Jahren nach ihrem Publikationsdatum gültig. Vorgesehen sind regelmäßige Aktualisierungen. Bei dringendem Änderungsbedarf werden diese gesondert publiziert.

Mareike Augsburger, Robert Bering, Maria Böttche,
Thomas Ehring, Ulrich Frommberger, Ursula Gast,
Tobias Hecker, Arne Hoffmann, Birgit Kleim,
Christine Knaevelsrud, Volker Köllner, Johannes Kruse,
Astrid Lampe, Peter Liebermann, Annett Lotzin,
Andreas Maercker, Helga Mattheß, Tanja Michael,
Frank Neuner, Heinrich Rau, Olaf Reddemann, Ulrich Sachsse,
Ingo Schäfer, Julia Schellong und Wolfgang Wöller

Inhaltsverzeichnis

© Ingo Schäfer, Ursula Gast, Arne Hofmann, Christine Knaevelsrud, Astrid Lampe,
Peter Liebermann, Annett Lotzin, Andreas Maercker, Rita Rosner, Wolfgang Wöller 2019
I. Schäfer et al. (Hrsg.), *S3-Leitlinie Posttraumatische Belastungsstörung*,
https://doi.org/10.1007/978-3-662-59783-5_2

Diagnostik der Posttraumatischen Belastungsstörung

Christine Knaevelsrud, Robert Bering und Heinrich Rau

Einleitung

Die zentralen Bausteine der Diagnostik einer Posttraumatischen Belastungsstörung (PTBS) sind die Erfassung der traumatischen Ereignisse sowie die assoziierten Folgen auf symptomatischer und funktionaler Ebene. Für die Diagnosestellung nach der International Statistical Classification of Diseases and Related Health Problems (ICD-10) [16] sind die dort definierten Kriterien und für die funktionale Gesundheit das Klassifikationssystem der Internationalen Klassifikation der Funktionsfähigkeit, Behinderung und Gesundheit (ICF) relevant [17]. Dabei sollte die spezifische Diagnosestellung der PTBS in eine Gesamtdiagnostik eingebettet sein, welche die Aus- und Nachwirkungen auf die aktuelle Lebenssituation, komorbide Symptome sowie Chronifizierungsfolgen erfasst, aber auch salutogenetische Faktoren und den prätraumatischen Status erfragt. Über die Diagnose hinaus sollten sowohl die resultierenden Beeinträchtigungen der Aktivität und Teilhabe als auch die allgemeinen (Familien-, Wohn- und Arbeitssituation, regionale medizinische/psychotherapeutische Versorgung, gesundheitlicher Status) und spezifischen Kontextfaktoren erhoben werden. Hierzu gehören z. B. Täterkontakte, dependente Gewaltbeziehungen sowie z. B. der Rechts- und Aufenthaltsstatus bei Flüchtlingen [18]. Als Prozedere bei der Diagnostik wird häufig die folgende Sequenz eingehalten: Erhebung der Traumavorgeschichte sowie der Spontansymptomatik in der Anamnese, Durchführung eines Fragebogentests als Screening der Symptomintensität sowie bei entsprechender Indikation die Durchführung eines diagnostischen Interviews [2]. Ergänzend sollte potenziell bestehende Komorbidität explizit berücksichtigt und erfasst werden. Bei der Traumaanamnese (Erhebung früherer traumatischer Erfahrungen und Indextrauma) ist es in der Regel initial nicht notwendig bzw. indiziert Details der traumatischen Erfahrung zu explorieren, sondern ausreichend, eine kurze Beschreibung des Erlebten zu erheben. Ein Beharren auf detaillierten Beschreibungen während der ersten Interaktionsphase kann sich potenziell negativ auf die Therapie- und Beziehungsgestaltung auswirken [3].

Im therapeutischen Prozess sollten sowohl initial zur Behandlungsplanung als auch im weiteren Therapieverlauf quantitative Fragebögen (Selbstbericht) eingesetzt werden, um den therapeutischen Fortschritt zu dokumentieren bzw. das therapeutische Vorgehen anzupassen. Grundsätzlich ist zwischen Screening- und Diagnoseinstrumenten zu unterscheiden. Letztere liegen meist als strukturierte klinische Interviews vor, die systematisch die Symptomatik des Krankheitsbilds abfragen. Die Vorteile eines strukturierten klinischen Interviews liegen in einer höheren Beurteilerübereinstimmung und einer zuverlässigeren Diagnosestellung [19]. Für einen zuverlässigen Einsatz von Interviews sollte ausreichend klinische Erfahrung mit Traumafolgestörungen vorliegen und die Anwendung der Interviews sollte in einer Schulung erlernt werden. Im Gegensatz zu klinischen Interviews ist die Anwendung von Selbstbeurteilungs-Fragebögen meist zeitökonomischer, da sie vom Patienten selbst ausgefüllt werden. Sie können wichtige Informationen über das gesamte Symptomspektrum sowie über Symptomhäufigkeit, Intensität und Beeinträchtigungsgrad geben. Zudem ergänzen und untermauern Selbstbeurteilungs-Fragebögen den klinischen Eindruck und dienen der Verlaufskontrolle in Behandlungen. So konnte gezeigt werden, dass zeitnahe und häufige Informationen über den Schwergrad der Symptome mit besseren medikamentösen und psychotherapeutischen Behandlungsergebnissen einhergingen [20]. Darüber hinaus sprechen manche Patienten erst im Rahmen einer Behandlung aufgrund von Schamerleben bzw. der störungsimmanenten Vermeidungssymptomatik über ihre erlebten Traumata. Auch dies macht wiederholte diagnostische Erhebungen notwendig. Im Rahmen von Begutachtungen sollten Selbstbeurteilungs-Fragebögen nur kritisch benutzt werden, z. B. um Diskrepanzen zwischen dem psychopathologischen Befund und der subjektiven Selbsteinschätzung zu konkretisieren [21, 22]. Vor Beginn einer Behandlung sollte jedoch unbedingt eine ausführliche und gründliche diagnostische Bewertung durchgeführt werden, da es durch eine nichtindizierte Behandlung auch zu unerwünschten Wirkungen kommen kann und die Ressourcen des Gesundheitssystems nicht effizient eingesetzt werden könnten [23]. In Gutachtenverfahren ist eine mögliche akute Verschlechterung/Triggerung des Probanden (z. B. verstärktes intrusives Erleben) durch Exploration und Diagnostik zu beachten, weshalb diese in der Regel nur durch in der Behandlung und Diagnostik der PTBS erfahrene Psychotherapeuten und Ärzte durchgeführt werden sollte. Traumafolgestörungen werden vermutlich bislang zu selten diagnostiziert, insbesondere dann, wenn die traumatischen Erfahrungen länger zurückliegen und die Symptomatik nicht dem klassischen Bild der PTBS entspricht [24]. Dies gilt auch für Angehörige, die ebenfalls belastet sein und an einer PTBS leiden können. Darüber hinaus können störungsimmanente Aspekte hinderlich wirken:

- Reduzierte zwischenmenschliche Vertrauensfähigkeit, insbesondere nach interpersonellen Traumatisierungen,

- aus Scham- und Schuldgefühlen sowie (unbewusster) Vermeidung werden Symptome nicht im Zusammenhang mit zurückliegenden Traumatisierungen genannt,
- Schwierigkeiten, sich als hilfsbedürftig zu definieren; Anspruch, das Trauma aus eigener Kraft zu bewältigen.
- nur ein Teil der Beschwerden wird geschildert, da einzelne Aspekte nicht bewusst sind (z. B. bei dissoziativen Symptomen).

Hilfreich für eine valide Diagnosestellung sind u. a. die folgenden Faktoren:

- Herstellung einer sicheren, störungsfreien Gesprächsatmosphäre, Berücksichtigung von spezifischen Kontrollbedürfnissen u. a. adäquates Eingehen auf notwendige Rahmenbedingungen (ausreichender körperlicher Abstand zur Untersuchungsperson, ggf. Türen offenlassen, Mitnehmen einer Vertrauensperson, Entfernen von Auslösereizen im Gesprächsraum).
- Aktive Erfragung der posttraumatischen Belastungssymptome, da viele Patienten nicht spontan davon berichten.
- Vermittlung eines Erklärungsmodells für die Symptome als menschliche Reaktion auf Extrembelastung (Psychoedukation) und die Benennung der Störung im Sinne einer posttraumatischen Diagnose führen in der Regel zur Entlastung der Betroffenen.
- Bei akuter Traumatisierung ist zudem die vorbeugende Aufklärung über eventuell zu erwartende Symptome wichtig.
- Erfassung und Bekräftigung der individuellen kompensatorischen Strategien als „normale" Reaktion.
- Erfassung von Risiko- und Schutzfaktoren.

Dem diagnostischen Gespräch kommt somit für die weitere Behandlung der traumabedingten Störungen weichenstellende Bedeutung zu. Hierbei spielt vor allem die Frage eine Rolle, ob es im Erstkontakt gelingt, eine ausreichend vertrauensvolle Beziehung herzustellen, die es dem Patienten oder der Patientin ermöglicht, sich mit den traumatischen Erfahrungen und möglichen Folgesymptomen auseinander zu setzen und mitzuteilen. In Anlehnung an die Empfehlung der Guidelines des National Institute for Health and Clinical Excellence [1] sollte bei Hochrisikogruppen (Überlebende von Großschadensereignissen, traumatisierte Flüchtlinge) über den routinemäßigen Einsatz eines validierten, kurzen Screeninginstruments für PTBS frühesten vier Wochen nach dem Trauma als Teil der Gesundheitsvorsorge nachgedacht werden.

Klinische Fragestellungen

- Welche Traumafolgestörungen müssen neben der PTBS berücksichtigt werden?
- Nach welchen Kriterien soll die Diagnostik erfolgen?
- Was soll als Grundlage für die Diagnostik der PTBS herangezogen werden?

- Welche spezifischen Beeinträchtigungen der Aktivität und Teilhabe resultieren aus der PTBS und in welcher Wechselwirkung stehen sie zu den Kontextfaktoren?

Schlüsselempfehlungen

	Empfehlung	Empfehlungsgrad
1	Bei der Diagnostik soll beachtet werden, dass die PTBS nur eine, wenngleich spezifische Form der Traumafolgeerkrankungen ist. Empfehlungsgrad: KKP, LoE: nicht anwendbar Abstimmungsergebnis: 24/24 (100 %)	**KKP**
2	Die Diagnostik der PTBS soll nach klinischen Kriterien der jeweils gültigen Version der ICD erfolgen. Empfehlungsgrad: KKP, LoE: nicht anwendbar Abstimmungsergebnis: 24/24 (100 %)	**KKP**
3	Zur Abbildung der funktionalen Gesundheit und besonderen Kontextfaktoren der PTBS sollte eine strukturierte Klassifikation nach ICF erfolgen. Empfehlungsgrad: KKP, LoE: nicht anwendbar Abstimmungsergebnis: 16/17 (94 %)	**KKP**
4	Zur Unterstützung der Diagnostik sollten psychometrische Tests und PTBS- spezifische strukturierte klinische Interviews eingesetzt werden. Empfehlungsgrad: KKP, LoE: nicht anwendbar Abstimmungsergebnis: 22/23 (95 %)	**KKP**

Hintergrund der Evidenz

Bei den Empfehlungen in diesem Kapitel handelt es sich um klinische Konsenspunkte, die nach Konsultation der folgenden Leitlinien formuliert wurden: American Psychological Association [5], Australian Centre for Posttraumatic Mental Health [3], National Institute for Health and Care Excellence (NICE) [1], US Department of Veterans Affairs and Department of Defense [2] und Weltgesundheitsorganisation [4]. Zu klinischen Fragestellungen, bei denen keine experimentelle wissenschaftliche Erforschung möglich oder angestrebt ist, wurde im Konsens und aufgrund der klinischen Erfahrung der Mitglieder der Leitliniengruppe ein Standard in der Behandlung empfohlen.

Darstellung der Evidenz

Empfehlung 1 deckt sich mit den Aussagen anderer internationaler Leitlinien. Auch wenn die PTBS die spezifischste aller Traumafolgestörung darstellt betonen etwa die NICE-Guidelines [1], dass die PTBS nicht die einzige bzw. die häufigste Störung darstellt, die durch ein traumatisches Ereignis hervorgerufen werden kann. Weitere Differentialdiagnosen (insbesondere Depression, Angststörungen wie z. B. die generalisierte Angststörung, Panikstörung) müssen als unmittelbare psychopathologische Traumafolgen in Betracht gezogen werden [25]. Darüber hinaus sind somatoforme Störungen und substanzbezogene Störungen häufige Folgen traumatischer Erfahrungen. Die genannten Störungen können auch komorbide auftreten (s. Abschn. „Komorbide psychische Störungen"). Für eine adäquate Diagnostik dieser weiteren Traumafolgestörungen wird auf die entsprechend verfügbaren Leitlinien verwiesen. Epidemiologische Schätzungen der Prävalenzen der unterschiedlichen Traumafolgestörungen variieren u. a. in Abhängigkeit der untersuchten Stichprobe und des Zeitpunktes erheblich [26–28]. Es gibt allerdings Hinweise, dass möglicherweise unterschiedliche Aspekte der traumatischen Erfahrungen zu verschiedenen psychopathologischen Ausprägungen führen könnten. So zeigte sich, dass ereignisbezogene Faktoren und Erfahrungen während und unmittelbar im Anschluss an die traumatische Erfahrung stärker mit der Entwicklung einer PTBS assoziiert waren. Die depressive Symptomatik hingegen zeigte sich eher mit Faktoren nach dem Trauma verbunden (z. B. life stressors, sozioökonomischer Status) [29]. Auch die psychopathologischen Verläufe unterscheiden sich potenziell je nach Störungsbild. In einer prospektiven Studie von de Roon-Cassini et al. [30] erwies sich die Depression als ähnlich prävalent wie die PTBS nach einem traumatischen Ereignis, mit ähnlichem (aber nicht gleichem) Verlauf. Bei Patienten mit PTBS konnten folgende Gruppen identifiziert werden: „Chronic" 22 %, „Recovery" 13 %, „Delayed" 5 %, „Low symptom" 59 %. Bei den Patienten mit Depression zeigte sich eine leicht verschobene Verteilung: „Chronic" 10 %, „ Recovery" 14 %, „Delayed" 17 %, „Low symptom" 60 %. Darüber hinaus können prätraumatisch existierende Risikofaktoren die spezifische Ausprägung posttraumatischer Psychopathologie entsprechend beeinflussen [31].

Empfehlung 2 wurde insbesondere unter dem Gesichtspunkt der Relevanz für Diagnostiker im deutschsprachigen Raum formuliert, die die ICD als Grundlage der Patientenversorgung nutzen. Unabhängig jedoch von dem Diagnosesystem (ICD/DSM), welches den jeweiligen Leitlinien zugrunde liegt, wird die PTBS durch ihre diagnostische Sonderstellung definiert. So wird mit der Beschreibung des Ereignisses oder Geschehens von außergewöhnlicher Bedrohung oder mit katastrophalem Ausmaß die Ätiologie (gr. *aitia* Ursache) der Symptomatik definiert. Es ist manchmal bei einem Patienten schwer zu entscheiden, ob seine Störung durch ein „Ereignis oder Geschehen von außergewöhnlicher Bedrohung oder mit katastrophalem Ausmaß" verursacht wurde, das „bei nahezu jedem tief greifende Verzweiflung auslösen würde". Obwohl über eine große Zahl von Ereignissen, die unter diese Definition des Ereigniskriteriums fallen, Einigkeit bestehen dürfte (wie z. B. Vergewaltigungen, Unfälle, Kriegsereignisse oder Folter), gibt es doch auch Beschreibungen von Fällen, die weniger einschneidende Ereignisse erleben, aber dennoch das in den weiteren Kriterien beschriebene Bild einer PTBS entwickeln. Dieser „subjektive Faktor", der bei psychisch scheinbar geringeren Traumatisierungen manchmal schon zu einer PTBS-Symptomatik führen kann, bei der Mehrzahl von schwer Traumatisierten aber auch verhindert, dass sich eine Störung im Sinne einer PTBS ausbildet, wird möglicherweise auch in naher Zukunft nur schwer in der PTBS-Diagnose erfassbar sein. Kliniker sollten jedoch darauf hingewiesen werden, dass gerade bei PTBS solche individuellen Unterschiede in der Reaktion auf Traumatisierungen nicht die Ausnahme, sondern die Regel sind. In Verbindung mit der ICD-11 ist zu berücksichtigen, dass die PTBS konzeptualisiert wurde, um eine spezifische Reaktion auf ein in sich abgrenzbares traumatisches Ereignis zu definieren. Die klinische Realität seit Einführung der PTBS in die ICD-10 hat gezeigt, dass die Folgen von sequentiellen Traumatisierungen in Kindheit und Jugend wesentlich komplexer in der Krankheitsentstehung und Symptomatik sind und somit als sogenannte komplexe PTBS in die Literatur und in die ICD-11 als abgegrenztes Störungsbild eingehen. Vor diesem Hintergrund ist die Berücksichtigung der jeweils gültigen Fassung der ICD für eine PTBS besonders relevant.

Empfehlung 3 begründet sich durch die Beobachtung, dass die Entstehung und Aufrechterhaltung einer PTBS an soziale Kontextfaktoren gebunden ist [32]. Allerdings bietet die ICD-10 keine Systematik funktionale Gesundheit zu klassifizieren. Diese Lücke wird nach den Vorgaben der WHO durch die Anwendung der ICF geschlossen. Die ICF ist in Verbindung mit der ICD ein wichtiges Instrument um das komplexe Zusammenspiel von bio-psycho-sozialen Faktoren darzustellen. Die im SGB IX festgelegte Teilhabeorientierung ist an der ICF orientiert. So ist die Feststellung der funktionalen Gesundheit einschließlich des individuellen Teilhabebedarf bzw. Leistungsvermögens für sozialmedizinische Fragestellungen (z. B. Grad der Behinderung, Minderung der Erwerbsfähigkeit) entscheidend. Für die PTBS kommen spezifische Fragestellungen des sozialen Entschädigungsrechtes (z. B. Opferentschädigungsrecht) hinzu. Somit haben wir zwischen der Diagnose einer PTBS und der Klassifikation der Krankheitsfolgen zu unterscheiden. Die ICF [33] ist für die Abbildung der funktionalen Gesundheit sowohl als heuristisches Modell als auch als detailliertes Klassifikationssystem konzipiert und kann helfen:

- Die medizinische Diagnose einer PTBS durch die kategoriale Beschreibung bio-psychosozialer Faktoren sinnvoll zu ergänzen,
- die umweltbezogenen Kontextfaktoren als Förder- bzw. Barrierefaktoren zu beurteilen, die für die Entstehung und Aufrechterhaltung einer PTBS so entscheidend sind,
- den Behandlungs- und Rehabilitationsbedarf einer PTBS unter Berücksichtigung des individuellen Teilhabebedarfs berufsgruppenübergreifend darzustellen,
- eine trägerübergreifende Leistungssteuerung für die Betroffenen in zielgerechte Interventionen einmünden zu lassen,
- als Basis für die Outcome-Messung der Behandlung bzw. Rehabilitation sowie für die Entwicklung von Anwendungshilfen und (Mess-)Instrumenten dienen (z. B. Core-Sets).

Neben diesen Vorzügen, die sich aus der Anwendung der ICF ergeben, sind folgende Einschränkungen zu nennen:

- Praktikabilität der Kodierung gemäß den sehr umfangreichen Vorgaben der WHO,
- fehlende Kategorisierung der personenbezogenen Kontextfaktoren und
- Grenzen bei der Validierung von Outcome-Messungen.

Obwohl die ICF der ICD gleichrangig von der WHO zur Seite gestellt wurde, hat das Klassifikationssystem in den internationalen Guidelines (s.o.) zur Diagnostik und Behandlung der ICF wenig Aufmerksamkeit gefunden. Sicherlich ist dieser Umstand darauf zurück zu führen, dass für die PTBS im Unterschied zu anderen Diagnosen [17] noch keine spezifischen Instrumente validiert und entwickelt wurden. Die Arbeiten befassen sich mit Fragen zur allgemeinen Anwendung der ICF bei psychischen Störungen [34]. In diesem Dilemma empfehlen wir die funktionale Gesundheit von Betroffenen einer PTBS entlang der übergeordneten Komponenten und Domänen zu beschreiben, um so insbesondere die positive bzw. negative Wechselwirkung zu den Kontextfaktoren abzubilden [35].

Empfehlung 4 wird fast durchgängig in den verfügbaren internationalen Leitlinien ausgesprochen. Standardisierte Messinstrumente können die Diagnosestellung bei Verdacht auf eine posttraumatische Störung unterstützen und optimieren, da sie die Untersuchung unabhängiger von der Person des Untersuchers machen, feststehende Kriterien zur Beurteilung der Ergebnisse bieten und eine zuverlässigere Diagnosestellung erlauben [19]. Geeignete Messinstrumente sollten dabei generell neben den geforderten dimensionalen Faktoren auch biographische Faktoren, Symptomstärke und –verlauf sowie Resilienzfaktoren erfassen. Studien zum Vorteil eines generellen Screenings bei PTBS existieren aktuell nicht [23]. Auch ist zu beachten, dass eine inkorrekte Diagnosestellung zu falschen Therapieansätzen oder fehlerhaften gutachterlichen Beurteilungen führen kann [36]. Seit einigen Jahren liegt insbesondere in der englischen Sprache eine Fülle verschiedenster erprobter Messinstrumente vor. Eine gute Zusammenstellung findet sich auf https://www.apa.org/ptsd-guideline/assessment/index.aspx. Eine Übersicht über wichtige deutschsprachige Instrumente findet sich bei Haase et al. [37]. Allerdings soll aufgrund der aktuellen Veränderungen der Diagnosesystem DSM-IV zu DSM-5 und ICD-10 zu ICD-11 und dem damit einhergehenden Mangel an validierten psychometrischen Tests und klinischen Interviews im Rahmen dieses Kapitels auf die Empfehlung und Beschreibung konkreter Instrumente verzichtet werden. Es wird empfohlen neuere Instrumente zu verwenden, da sich diese an den aktuellen Diagnosen orientieren und zu erwarten ist, dass der beschriebene Mangel in der Folgezeit beseitigt werden wird.

Von der Evidenz zu den Empfehlungen

Zur Beantwortung der unter Abschn. „Klinische Fragestellungen" genannten Fragestellungen (u. a. „Was ist bei der Diagnostik der PTBS zu beachten?" und „Nach welchen Kriterien soll die Diagnostik erfolgen?") ist die zitierte Literatur nicht unmittelbar aufschlussreich, da diese Fragen empirisch nicht zu beantworten sind. Bei den Empfehlungen in diesem Kapitel handelt es sich daher um klinische Konsenspunkte, die im Konsens aufgrund der klinischen Erfahrung der Mitglieder der Leitliniengruppe als ein Standard in der Behandlung empfohlen werden, bei dem keine experimentelle wissenschaftliche Erforschung möglich oder angestrebt ist.

Empfehlungen für künftige Forschung

Es werden die folgenden Empfehlungen für zukünftige Forschung ausgesprochen:

- Studien mit umfassenderen psychopathologischen diagnostischen Erhebungen im Langzeitverlauf.
- Validierung von Messinstrumenten zur Erfassung der komplexen PTBS.
- Zur Anwendung der ICF im deutschen Sprachraum hat z. B. die Anwendung der Mini-ICF [38] bei psychischen Störungen Praktikabilität gezeigt. Für zukünftige Forschung stellt sich die Frage, ob sich für die PTBS spezifische Core Sets abbilden lassen.

Psychotherapeutische Behandlung

Thomas Ehring, Arne Hoffmann, Birgit Kleim, Peter Liebermann, Annett Lotzin, Andreas Maercker, Frank Neuner, Olaf Reddemann, Ingo Schäfer und Julia Schellong

Einleitung

Zur Behandlung der Posttraumatischen Belastungsstörung (PTBS) liegen verschiedene psychotherapeutische Interventionen vor, die in kontrollierten Therapiestudien untersucht worden sind. Ein zentrales Merkmal zur Einteilung verschiedener psychotherapeutischer Behandlungstechniken ist dabei die Unterscheidung zwischen *traumafokussierten* und *nicht-traumafokussierten* Interventionen.

Traumafokussierte vs. nicht-traumafokussierte Interventionen

Traumafokussierte Interventionen: Diese sind definiert als Behandlungsansätze, bei denen der Schwerpunkt auf der Verarbeitung der Erinnerung an das traumatische Ereignis und/oder seiner Bedeutung liegt [1, 39]. Dabei wurden in der Literatur vor allem die beiden folgenden Varianten untersucht:

1. *Traumafokussierte Kognitive Verhaltenstherapie (TF-KVT)* basiert auf den Prinzipien der Kognitiven Verhaltenstherapie und beinhaltet üblicherweise als zentrale traumafokussierte Techniken imaginative Exposition in Bezug auf die Traumaerinnerung, narrative Exposition, Exposition in vivo und/oder kognitive Umstrukturierung in Bezug auf traumabezogene Überzeugungen. Zu den am besten untersuchten spezifischen Ansätzen innerhalb der TF-KVT gehören die

Prolongierte Exposition [40], die Kognitive Verarbeitungstherapie [41], Kognitive Therapie nach Ehlers & Clark [42], Narrative Expositionstherapie [43] und Kombinationen aus expositionsbasierten und kognitiven Ansätzen [44]. Die Ansätze unterscheiden sich u. a. in der Betonung und Umsetzung expositionsorientierter vs. kognitiver Techniken.

2. *Eye Movement Desensitization and Reprocessing* (EMDR) [45, 46] ist eine traumafokussierte Intervention, die nach einem strukturierten Fokussierungsprozess in einen assoziativen Prozess der Verarbeitung mündet. Beide werden von rhythmischen durch den Therapeuten bzw. die Therapeutin mit der Hand geführten Augenbewegungen begleitet. Der am besten untersuchte EMDR-Ansatz ist das EMDR-Standardprotokoll, das neben den Erinnerungen in der Vergangenheit auch auf belastende trauma-assoziierte Auslöser der Gegenwart und mit der Erinnerung verbundene Zukunftsängste fokussiert [46].

Darüber hinaus bestehen eine Reihe weiterer traumafokussierter Verfahren, die jedoch bisher in deutlich geringerem Umfang in kontrollierter Therapieforschung untersucht worden sind, z. B. Imagery Rescripting, Metakognitive Therapie und die Brief Eclectic Psychotherapy.

Nicht-traumafokussierte Interventionen: Diese sind definiert als Therapieansätze, deren Hauptaugenmerk *nicht* auf der Verarbeitung der Erinnerung an das traumatische Ereignis und/oder seiner Bedeutung liegt. Stattdessen liegt der Schwerpunkt dieser Ansätze auf der Vermittlung von Fertigkeiten der Emotionsregulation, des Umgangs mit posttraumatischen Belastungssymptomen oder der Lösung aktueller Probleme. Varianten dieser Behandlungstechniken, die in randomisierten kontrollierten Therapiestudien untersucht worden sind, sind unter anderem das Stressimpfungstraining [40], stabilisierende Gruppenprogramme [47] und das Programm *Sicherheit finden* [48]. Das Stressimpfungstraining [40] beinhaltet beispielsweise Techniken zur Entspannung, Gedankenstopp, kognitive Umstrukturierung, Vorbereitung auf einen Stressor und Rollenspiele. Das Programm *Sicherheit finden* ist ein kognitiv-behaviorales Therapieprogramm, welches PTBS Symptome und komorbide substanzbezogene Störungen adressiert.

Phasenbasierte Ansätze: Einige Therapiekonzepte kombinieren traumafokussierte und nicht-traumafokussierte Techniken, häufig in einem phasenbasierten Vorgehen. Dazu gehören die Therapieprogramme *Skillstraining zur affektiven und interpersonellen Regulation/Narrative Therapie (STAIR/NT)* [49, 50] und *Dialektisch-Behaviorale Therapie-PTBS (DBT-PTBS)* [51]. Das Therapieprogramm STAIR/NT integriert Interventionen zur Behandlung komplexer Traumafolgestörungen (insb. Emotionsdysregulation und dysfunktionale interpersonelle Schemata) mit einer traumafokussierten narrativen Exposition. Das modulare DBT-PTBS Programm kombiniert Methoden der Dialektisch Behavioralen Therapie (DBT) mit traumaspezifischen kognitiven und expositionsbasierten Interventionen.

Die aktuelle Studienlage ermöglicht eine vergleichende Bewertung der Wirksamkeit traumafokussierter vs. nicht-traumafokussierter Behandlungsansätze (vgl. Abschnitte „Hintergrund der Evidenz" und „Darstellung der Evidenz").

Weitere Unterscheidungsmerkmale

Setting: Die psychotherapeutische Behandlung der PTBS wurde vor allem als Einzelpsychotherapie im ambulanten Setting untersucht, daher besteht die breiteste Evidenz für PTBS-Behandlungen in diesem Setting. Es existieren jedoch auch Gruppenprogramme [52], sowie tagesklinische und stationäre Behandlungsansätze [51]. Die aktuelle Studienlage ermöglicht keinen systematischen Vergleich der Wirksamkeit von Behandlungsansätzen in Abhängigkeit des Settings.

Technologiegestützte Interventionen: Die psychotherapeutische Behandlung der PTBS findet üblicherweise im direkten Kontakt zwischen Patientin bzw. Patient und Therapeutin bzw. Therapeut statt. Es wurden jedoch auch Varianten der traumafokussierten KVT in kontrollierten Studien untersucht, die internet-, telefon- oder videobasiert angeboten werden [53]. Zudem enthalten manche Ansätze der traumafokussierten KVT Bausteine der Exposition in der virtuellen Realität [54].

Zielgruppen: Innerhalb der allgemeinen Prinzipien traumafokussierter bzw. nicht-traumafokussierter Behandlungsansätze wurden teilweise spezifische Manuale für bestimmte Zielgruppen entwickelt, z. B. Flüchtlinge [55] Patientinnen und Patienten mit komorbiden Störungen (vgl. Kapitel Komorbidität) oder Angehörige des Militärs [56]. Die aktuelle Studienlage ermöglicht jedoch keinen systematischen Vergleich der Wirksamkeit zielgruppenspezifischer vs. -unspezifischer Vorgehensweisen.

Klinische Fragestellungen

- Welche psychotherapeutischen Verfahren sollen für eine evidenzbasierte und effektive Behandlung der PTBS angewendet werden?
- Welche Varianten evidenzbasierter psychotherapeutischer Verfahren stehen zur Verfügung?

Schlüsselempfehlungen

	Empfehlung	Empfehlungsgrad
5	Bei der Posttraumatischen Belastungsstörung ist Behandlung erster Wahl die traumafokussierte Psychotherapie, bei der der Schwerpunkt auf der Verarbeitung der Erinnerung an das traumatische Ereignis und/ oder seiner Bedeutung liegt. LoE: 1a Abstimmungsergebnis: 27/27 (100 %)	**A**
6	Eine traumafokussierte Psychotherapie soll jedem Patienten mit PTBS angeboten werden. LoE: nicht anwendbar Abstimmungsergebnis: 24/24 (100 %)	**KKP**

	Empfehlung	Empfehlungsgrad
7	Ergänzend zu traumafokussierten Interventionen sollen weitere Problem- und Symptombereiche abgeklärt und in der Behandlung berücksichtigt werden wie z. B. das Risiko weiterer Viktimisierung bei Opfern von Gewalt, Trauerprozesse, soziale Neuorientierung, Neubewertung, Selbstwertstabilisierung. LoE: nicht anwendbar Abstimmungsergebnis: 25/27 (92 %)	**KKP**

Hintergrund der Evidenz

Die Empfehlung 5 basiert auf drei Quellen:

1. Sichtung *internationaler Leitlinien* zur Behandlung der PTBS: American Psychological Association [5], Australian Centre for Posttraumatic Mental Health [3], das National Institute for Health and Care Excellence (NICE) [1], das US Department of Veterans Affairs and Department of Defense [2] und die Weltgesundheitsorganisation [4];
2. Sichtung aktueller *Metaanalysen* zur Psychotherapie der PTBS [39, 55, 57–62];
3. Sichtung von *Primärstudien* zur Psychotherapie der PTBS nach systematischer Recherche und Erstellen von Evidenztabellen für diese Studien.

Darstellung der Evidenz

Internationale Leitlinien: Die Empfehlung 5 entspricht den Empfehlungen aktueller internationaler Leitlinien. International besteht in den Behandlungsleitlinien zur PTBS Konsensus darüber, dass bei Patienten mit PTBS eine traumafokussierte Therapie erfolgen soll. So empfiehlt die britische NICE Leitlinie [1], dass allen Menschen mit PTBS eine traumafokussierte psychotherapeutische Behandlung angeboten werden soll (S. 4: *„All people with PTSD should be offered a course of trauma-focused psychological treatment (trauma-focused cognitive behavioural therapy [CBT]) or eye movement desensitisation and reprocessing [EMDR].“*). Die Australische Leitlinie zur Behandlung der akuten Belastungsstörung und PTBS [3] empfiehlt ebenfalls, dass Erwachse mit PTBS eine traumafokussierte Behandlung erhalten sollen (S. 14: *„Adults with PTSD should be offered trauma-focussed psychological interventions – trauma-focused cognitive behavioural therapy (CBT) or eye movement desensitation and reprocessing (EMDR.)“*. Die Leitlinie der US-amerikanischen Ministerien für Angelegenheiten ehemaliger Streitkräfteangehöriger bzw. der Verteidigung [2] empfiehlt, dass Patienten mit diagnostizierter PTBS evidenzbasierte traumafokussierte psychotherapeutische Interventionen erhalten sollen, die Exposition und/oder kognitive Umstrukturierung beinhalten (S. 34: *„For patients with PTSD, we recommend individual, manualized trauma-focused psychotherapies that have a primary component of exposure and/or cognitive restructuring to include*

Prolonged Exposure (PE), Cognitive Processing Therapy (CPT), Eye Movement Desensitization and Reprocessing (EMDR), specific cognitive behavioral therapies for PTSD, Brief Eclectic Psychotherapy (BEP), Narrative Exposure Therapy (NET), and written narrative exposure."). Die Leitlinie der American Psychological Association [5] empfiehlt ebenfalls den Einsatz traumafokussierter Behandlungen (S. 4: „*The panel strongly recommends the use of the following psychotherapies/interventions [...] for adult patients with PTSD. cognitive behavioral therapy (CBT), cognitive processing therapy (CPT), cognitive therapy (CT), and prolonged exposure therapy (PE). The panel suggests the use of brief eclectic psychotherapy (BEP), eye movement desensitization and reprocessing (EMDR), and narrative exposure therapy (NET)*". Auch die WHO Leitlinie zum Management stressbezogener Störungen [4] empfiehlt, dass bei Patienten mit PTBS kognitive Verhaltenstherapie mit einem Traumafokus, EMDR oder Stressmanagement berücksichtigt werden sollten (S. 193: „*Individual or group cognitive-behavioural therapy (CBT) with a trauma focus, eye movement desensitization and reprocessing (EMDR) or stress management should be considered for adults with PTSD.*"). Zusammengefasst empfehlen alle internationalen Leitlinien traumafokussierte Psychotherapie als Behandlung erster Wahl für die PTBS und unterstützen damit die Empfehlung 5 dieser Leitlinie.

Metaanalysen: Die Empfehlung wird ebenfalls durch neuere Metaanalysen belegt. Bisson et al. [39] berichten hohe kontrollierte Effektstärken für traumafokussierte KVT (*SMD* = 1.40) und EMDR (*SMD* = 1.51) und eine Überlegenheit der traumafokussierten KVT gegenüber nicht-traumafokussierten Ansätzen. Watts et al. [63] identifizierten die TF-KVT (g = 1.08–1.63) und EMDR (g = 1.01) als wirksame Psychotherapien für PTBS und beschreiben eine Überlegenheit dieser psychotherapeutischen Ansätze im Vergleich zu Psychopharmakotherapie. Cusack et al. [57] finden in ihrer Metaanalyse ebenfalls Hinweise für eine hohe Wirksamkeit verschiedener Varianten der TF-KVT (*SMD* = 1.27–1.40) sowie EMDR (*SMD* = 1.08). Gerger et al. [59] berichten hohe Effektstärken für verschiedene psychotherapeutische Ansätze, konstatieren jedoch, dass die robusteste Evidenz für expositionsbasierte und kognitive Varianten der TF-KVT besteht. Lee et al. [62] berichten höhere Effektstärken für traumafokussierte Psychotherapie (g = 0.83) als für nicht-traumafokussierte Therapie (g = 0.45) und Psychopharmakotherapie (g = 0.43).

Ähnliche Befunde zeigen sich in Metaanalysen, die die Behandlung von PTBS bei spezifischen Gruppen von Traumaüberlebenden untersuchen. Ehring et al. [58] führten eine Metaanalyse zur Psychotherapie der PTBS bei erwachsenen Überlebenden von Missbrauchserfahrungen in der Kindheit durch und fanden eine signifikant höhere Wirksamkeit traumafokussierter Interventionen (g = 0.92) gegenüber nicht-traumafokussierter Therapie (g = 0.23). Haagen et al. [60] untersuchten die Wirksamkeit von Psychotherapie bei Veteranen und fanden eine Überlegenheit der TF-KVT (Prolongierte Exposition: g = 1.06; Kognitive Verarbeitungstherapie: g = 1.33) gegenüber EMDR (g = 0.38) und der nicht-traumafokussierten Stressbewältigungstherapie (g = 0.16). In zwei Metaanalysen zur Psychotherapie bei Flüchtlingen zeigten sich ebenfalls hohe Effektstärken für verschiedene Varianten der TF-KVT (Lambert & Alhassoon, 2015: g = .92; Nosè et al., 2017: SMD = 0.78–0.97) [55, 61].

Zusammenfassend zeigen alle beschriebenen Metaanalysen eine hohe Wirksamkeit traumafokussierter Psychotherapie bei verschiedenen Gruppen von Traumaüberlebenden mit PTBS.

Primärstudien: Die Ergebnisse der systematischen Literaturrecherche für diese Leitlinie zeigen eine breite Evidenz für die individuelle traumafokussierte KVT, insbesondere für expositionsbasierte Interventionen (38 RCTs), kognitive Varianten der TF-KVT (24 RCTs), Programme mit einer Kombination expositionsorientierter und kognitiver Interventionen (29 RCTs) und der Narrativen Expositionstherapie (12 RCTs). Ebenso besteht eine breite Evidenz für EMDR (33 RCTs), sowie für die Imagery Rehearsal-Therapie zur Behandlung von Alpträumen (8 RCTs). Zu anderen traumafokussierten Interventionen sowie phasenbasierten Ansätzen liegen bisher jedoch nur eine geringere Anzahl von Studien mit ausreichender methodischer Qualität vor (Imagery Rescripting, Expressive Writing, Metakognitive Therapie, STAIR/NT, DBT-PTSD, VT Expositionstherapie, CRIM, Trauma Management & Exposure, Brief Eclectic Psychotherapy).

In der Gruppe der nicht-traumafokussierten individuellen Behandlungen wurden verschiedene Therapieansätze in insgesamt 43 RCTs untersucht. Es zeigt sich eine große Heterogenität der Therapieansätze und Effektstärken. Auch wenn in einzelnen Studien sehr hohe Effektstärken gefunden wurden (z. B. STAIR als Stand-Alone-Behandlung: [64]; Interpersonelle Psychotherapie: [65]), hat bisher keine der nicht-traumafokussierten individuellen Therapieansätze in mehreren RCTs ($n > 3$) Effektstärken gezeigt, die an TF-KVT oder EMDR heranreichen. Die Literaturrecherche und –auswertung bestätigt daher die Schlussfolgerungen internationaler Leitlinien und früherer Metaanalysen.

Psychodynamische Ansätze zur Behandlung der PTBS wurden bisher kaum kontrolliert untersucht, obwohl sie klinisch breite Anwendung finden [66]. Es konnten lediglich 2 RCTs identifiziert werden [67, 68].

Die Wirksamkeit traumafokussierter KVT im Gruppensetting wurde in 6 RCTs nachgewiesen. In 24 RCTs wurde die Effektivität nicht-traumafokussierter Gruppentherapie (in der Mehrzahl KVT-basiert) untersucht. Aufgrund einer starken Heterogenität der Befunde und einem Mangel an direkten Vergleichen ist eine Aussage zur differenziellen Wirksamkeit traumafokussierter vs. nicht-traumafokussierter Gruppentherapie aktuell nicht möglich. Es konnte jedoch kein Gruppentherapieprogramm identifiziert werden, dass in mehreren RCTs ($n > 3$) Effektstärken gezeigt hat, die an individuelle traumafokussierte TF-KVT oder EMDR heranreichen. Die Wirksamkeit telefon- oder videobasierter KVT wurde in 10 RCTs, jene web- oder app-basierte KVT in 27 RCTs nachgewiesen. Die in Metaanalysen zur internetbasierten TF-KVT identifizierten mittleren Effektstärken (z. B. Kuester et al., 2016: $g = 0.95$ [53]) sind etwas geringer als jene aus Metaanalysen zur traditionellen TF-KVT (z. B. Cusack et al., 2016: $g = 1.26–1.40$ [57]). Bisher fehlen jedoch Studien mit einem direkten Vergleich technologiegestützter vs. Face-to-Face-Therapien.

Die Ergebnisse von Therapiestudien zu komplementären und/oder niedrigschwelligen Behandlungsprogrammen, die nicht als Stand-alone-Interventionen untersucht wurden, werden im Kapitel Adjuvante Verfahren berichtet.

Von der Evidenz zu den Empfehlungen

Die Evidenzstärke für Empfehlung 5 ist als hoch einzuschätzen, da die Wirksamkeit traumafokussierter Psychotherapie in einer großen Zahl von RCTs mit hoher methodischer Qualität nachgewiesen worden ist und in Metaanalysen bestätigt wurde.

Empfehlungen für künftige Forschung

Der aktuelle Stand der empirischen Evidenz lässt über die generelle Empfehlung traumafokussierter Interventionen hinaus keine Hinweise auf differenzielle Indikationen zu, d. h. zur Frage welche Variante der traumafokussierten Therapie für welche Gruppe von Patientinnen und Patienten zu empfehlen ist. Darüber hinaus berichten die meisten Therapiestudien Follow-up-Ergebnisse bis zu maximal 12 Monaten nach Therapieende. Langzeitkatamnesen fehlen bisher weitgehend.

Es werden die folgenden Empfehlungen für zukünftige Forschung ausgesprochen:

- Untersuchung der Langzeiteffekte traumafokussierter vs. nicht-traumafokussierter Behandlungsansätze mit Follow-up-Messungen von mindestens 3 Jahren.
- Systematische Untersuchung von Moderatoren für den Therapieerfolg verschiedener traumafokussierter Therapieprogramme sowie differenzieller Indikatoren für spezielle Gruppen von Patientinnen und Patienten (z. B. Flüchtlinge, Patientinnen und Patienten mit anderem kulturellen Hintergrund, ältere Patientinnen und Patienten).
- Ausweitung der Studien zur Untersuchung der Effektivität der Behandlungsansätze auf Patienten mit ausgeprägter PTBS und komorbider Psychopathologie (d. h. schwerer erkrankte, sowie stationäre psychiatrische Patienten).

Pharmakotherapeutische Behandlung

Julia Schellong, Ulrich Frommberger, Peter Liebermann, Robert Bering und Ingo Schäfer

Einleitung

Parallel zur Etablierung des Störungsbilds Posttraumatische Belastungsstörung (PTBS) in den diagnostischen Klassifikationssystemen im Jahr 1980 [69] entwickelte sich neben den psychotherapeutischen Behandlungsmethoden die Forschung zu medikamentösen Behandlungsansätzen. Zielsymptome waren vor allem neurovegetative Begleitsymptome entsprechend der damaligen Einordnung der PTBS als Angststörung. Wegen der Ähnlichkeit der Symptomatik zu depressiven Störungen beruhten psychopharmakologische Behandlungsansätze auf Forschung zu eben jenen Störungen [70]. Die ersten Berichte zu positiven Wirkungen von antidepressiver Medikation bei PTBS stärkten die Theorie, dass Antidepressiva über serotonerge und noradrenerge Aktivität die Furchtkonditionierung reduzieren und den Schlafzyklus positiv beeinflussen [71–73]. Allerdings wurde auch früh beschrieben, dass zwar einige spezifische PTBS-Symptome wie Übererregung und Flashback-Erleben auf Medikamente angesprochen hätten, aber Vermeidungsverhalten durch Medikation unbeeinflusst geblieben sei und selten eine komplette Remission erreicht wurde. Der Einsatz antidepressiver Medikation wurde somit nur dann empfohlen, wenn es darum ginge, die Teilnahme an Einzel- und Gruppentherapie zu erleichtern [72]. Auch damals wurde bereits betont, dass sich Benzodiazepine trotz ihrer Wirkung auf Übererregung und Angstsymptomatik als nicht hilfreich herausgestellt hätten. Unter anderem war ein Reboundeffekt nach deren Absetzen beschrieben worden [71].

An der eher zurückhaltenden Beurteilung der Pharmakotherapie bei der Behandlung der PTBS hat sich in den letzten Jahren wenig geändert. Traumafokussierte Psychotherapie ist die Methode der Wahl (vgl. Abschn. „Psychotherapeutische Behandlung"), die Studienlage zum Einsatz von Psychopharmakotherapie bei Posttraumatischer Belastungsstörung ist dagegen nach wie vor uneinheitlich. Nichtsdestotrotz werden Psychopharmaka bei PTBS im klinischen Alltag häufig eingesetzt [70, 74]. Dies mag einerseits daran liegen, dass bei PTBS und insbesondere bei komplexeren und chronischen Formen in hohem Maße weitere psychische Symptome auftreten [75], andererseits daran, dass traumaspezifische Psychotherapieplätze zu selten zeitnah zur Verfügung stehen. Quälende Symptome wie Schlafstörungen und Übererregung lassen Betroffene häufig nach beruhigender oder dämpfender Medikation verlangen, was auch zu einer Selbstmedikation durch Alkohol- oder Medikamentenmissbrauch führen kann.

Befunde zu einzelnen Substanzen

In den letzten Jahren wurde unterschiedlichen Theorien folgend eine Vielzahl von Substanzen auf ihre potentielle Wirksamkeit untersucht [77, 78]. Dabei konnten die Substanzen Trazodon, Quetiapin, Mirtazapin, Gabapentin, Desipramin, Prazosin, Alprazolam, Clonazepam, Nefazodon, Brofaromin, Bupropion, Citalopram, Divalproex, Risperidon, Tiagabin, Topiramat jedoch keine überzeugende Wirksamkeit in kontrollierten Studien zeigen [62, 63, 79, 80]. Die bisherigen Studien zu unterschiedlichen Substanzen legen nahe, dass nicht ganze Substanzklassen wie z. B. Serotonin-Reuptake-Inhibitoren (SSRIs) Wirkung zeigen, sondern einzelne Substanzen. Statistisch signifikante Befunde für deren Wirksamkeit, allerdings mit geringen Effektstärken, die deutlich unter denen einer traumafokussierten psychotherapeutischen Behandlung lagen, fanden sich nur für einzelne SSRIs und für den Selektiven Serotonin- und Noradrenalin-Reuptake-Inhibitor (SSNRI) Venlafaxin [62, 63, 79, 80].

Metaanalysen kommen jedoch nicht immer zu den gleichen Ergebnissen bezüglich einzelner Substanzen. Mehrfach wurde auf den hohen Placeboeffekt von ca. 40 % hingewiesen [80, 81]. In einer Netzwerk-Metanalyse erwiesen sich Desipramin, Fluoxetin, Paroxetin, Risperidon, Sertralin und Venlafaxin geringgradig effektiver als Placebo [81]. Phenelzin, ein MAO-Hemmer, war die einzige Substanz, die gut wirksam war und zudem besser als Placebo akzeptiert wurde (odds ratio 7,50, 95 %-CI 1.72–32.80), dies allerdings in nur einer einzigen Studie mit relativ geringer Fallzahl, sodass keine Empfehlung für diese Substanz ausgesprochen werden kann. Mirtazapin zeigte sich zwar relativ effektiv, hatte aber eine sehr hohe Dropout-Rate und erhielt daher ebenfalls keine Therapieempfehlung [81]. In der bislang einzigen Metaanalyse zum Vergleich von Pharmako- und Psychotherapie bei PTBS fand sich keine Evidenz dafür, dass eine Kombinationsbehandlung aus Pharmakotherapie und traumafokussierter Psychotherapie effektiver ist als Psychotherapie allein [82]. Allerdings konnten nur 4 Studien in diese Metaanalyse aufgenommen werden.

Auch die Behandlungsergebnisse zu einzelnen Symptomen, wie zum Beispiel Albträumen und Schlafstörungen, bleiben unbefriedigend. Zwar fanden Singh [83] und Lee [62] signifikante Verbesserungen von Albträumen und bei Schlafstörungen durch den α-1-Adrenorezeptor-Antagonisten Prazosin im Vergleich zu Placebo- oder Kontrollgruppen. In ihrem Review betonen jedoch z. B. Bernardy und Friedman [78], dass die Wirksamkeit von Prazosin bei PTBS-bezogener Insomnie vom klinischen Phänotyp der PTBS abhinge. So profitierten vor allem Kriegsveteranen mit systolischem Bluthochdruck von der Einnahme von Prazosin. Auch in der Übersicht von Lee et al. [62] wurde nur für die ersten 14–27 Wochen für Prazosin ein positiver Effekt beschrieben. Die Zweifel bekräftigend, fand eine kürzlich erschienene große placebokontrollierte Studie (304 Teilnehmer) weder nach zehn noch nach 26 Wochen Behandlungsdauer mit Prazosin signifikante Unterschiede zwischen Behandlungsgruppe und Placebo [84]. Nach Veröffentlichung dieses Ergebnisses wurde auch bei der Überarbeitung einer internationalen Leitlinie, die Prazosin zunächst positiv bewertet hatte (Va/DoD Clinical Practice Guideline for the Management of Posttraumatic Stress Disorder and Acute Stress Disorder [2]) eine Behandlungsempfehlung für Prazosin bei Albträumen zurück genommen. Demnach bleibt die aktuelle Studienlage zur Wirksamkeit von α-1-Adrenorezeptor-Antagonisten bei bestimmten Symptomen einer PTBS unzureichend und es kann keine Empfehlung dazu ausgesprochen werden.

PTBS-Symptome können während einer Pharmakotherapie unterschiedlich und zu verschiedenen Zeitpunkten ansprechen. Beispielsweise zeigte eine Studie mit Venlafaxin frühe Verbesserung der Irritabilität (Woche 2), erst später eine Abnahme intrusiver Erinnerungen (Woche 4) und keinen Unterschied bei Schlaf und Träumen sowie bei Vermeidungssymptomen in der Woche 12 [85]. Aktuell befinden sich deshalb weitere Studien zu spezifischen psychopharmakologischen Strategien in Arbeit, die die individuelle Pathophysiologie und den richtigen Zeitpunkt eines eventuellen Medikationseinsatzes berücksichtigen [86]. Großes Forschungsinteresse gilt den sogenannten „schnell agierenden Antidepressiva" („rapid-acting antidepressants") wie Ketamin [70].

Klinische Gesichtspunkte

Fällt in einem differenzierten Beratungsprozess in der Behandlung der PTBS die Entscheidung für eine Medikation, so sollten selbstverständlich alle Grundsätze einer soliden Indikationsstellung, der Beachtung möglicher Kontraindikationen und Arzneimittelinteraktionen sowie des sorgfältigen Drug-Monitorings beachtet werden [87]. Der Einsatz von Medikation sollte fachärztlicher Behandlung vorbehalten bleiben. Sie sollte mögliche Nebenwirkungen genauso wie ein differenziertes Vorgehen beim eventuellen Absetzen von Medikation beachten. Dies gilt insbesondere für den Umgang mit Benzodiazepinen. Von deren Einsatz bei PTBS wird abgeraten [88]. Bernardy und Friedman [78] betonen, dass Benzodiazepine als Monotherapie selbst bei Insomnien für PTBS-Patienten nicht empfohlen werden sollen [88]. In Deutschland gibt es die Einschränkung, dass nur Sertralin und Paroxetin für die Behandlung der PTBS zugelassen sind. Sollte Venlafaxin nicht für eine komorbide depressive oder Angstsymptomatik (Generalisierte Angststörung, Panikstörung und soziale Phobie) verschrieben werden, so würde es sich bei einer Verschreibung in Bezug auf die PTBS-Symptomatik um einen „off label use" handeln. Die vorliegenden Meta-analysen könnten als Begründung dafür herangezogen werden [62, 79, 80].

Aber noch ein weiterer Aspekt ist zu bedenken: Die Studien, die für den Einsatz von Psychopharmaka in der Behandlung der Posttraumatischen Belastungsstörung durchgeführt wurden, unterscheiden sich methodisch von Psychotherapiestudien. Aufgrund unterschiedlicher Voraussetzungen und möglicher Nebenwirkungen werden bei Studien zur Psychopharmakotherapie andere Ausschlusskriterien angewandt als bei Psychotherapiestudien. Franco et al. [89] stellten fest, dass bei Studien zur Psychopharmakotherapie etwa 6 von 10 PTBS-Betroffenen und sogar 7 von 10 PTBS-Betroffenen, die eine Behandlung wünschen, aufgrund mindestens eines Ausschlusskriteriums ausgeschlossen werden. Im Vergleich dazu sind es bei Psychotherapie lediglich 2 von 10 PTBS-Betroffenen bzw. 3 von 10 PTBS-Betroffenen, die eine Behandlung wünschen. Die Vergleichbarkeit dieser Therapieformen wird zusätzlich dadurch erschwert, dass Psychopharmakotherapiestudien in der Regel Placebos zu Kontrollzwecken nutzen, die an sich schon eine deutliche Wirksamkeit aufweisen. Bei Psychotherapiestudien ist dies nicht möglich [5]. Daraus erwachsen methodische Probleme in der Vergleichbarkeit [63].

Internationale Leitlinien [1, 3, 90] und systematische Übersichtsarbeiten kommen überwiegend zu dem Schluss, dass Pharmakotherapie deutlich geringere Effektstärken zeigt als Psychotherapie [62, 79, 80, 82]. In einer retrospektiven Überprüfung von 2931 Behandlungsakten über mehrere Jahre verbesserte sich die PTBS-Symptomlast in der *PTSD Checklist (PCL)* um durchschnittlich fünf Punkte ohne Unterschiede durch Medikation. Nur 20 % verloren die Diagnose PTBS. Der einzige signifikante Prädiktor für den Verlust der PTBS-Diagnose (p < .001) war parallele Behandlung mit evidenzbasierter Psychotherapie [91]. Die meisten Leitlinien empfehlen daher Pharmakotherapie lediglich als Alternative zur Psychotherapie, wenn die Psychotherapie abgelehnt wird oder nicht zur Verfügung steht [1, 3, 90].

Klinische Fragestellungen

- Welche Evidenz gibt es für den Einsatz von Psychopharmaka bei Posttraumatischer Belastungsstörung (PTBS)?
- Welche Psychopharmaka sollten ggf. gewählt werden und welche nicht?
- Gibt es ausreichende Evidenz für eine Kombinationsbehandlung?

Schüsselempfehlungen

	Empfehlung	Empfehlungsgrad
8	Eine Psychopharmakotherapie soll weder als alleinige noch als primäre Therapie der Posttraumatischen Belastungsstörung eingesetzt werden. LoE 1a- Abstimmungsergebnis: 21/24 (87 %)	A
9	Falls nach einem informierten und partizipativen Entscheidungsprozess trotz der geringen Effekte eine Medikation bevorzugt wird, so sollte lediglich Sertralin, Paroxetin oder Venlafaxin* angeboten werden. LoE 1a- Abstimmungsergebnis: 25/25 (100 %)	A
10	Benzodiazepine sollen nicht eingesetzt werden. LoE 2a Abstimmungsergebnis: 25/25 (100 %)	A

* Bei Venlafaxin würde es sich in Deutschland bei der Indikation PTBS um einen „off label use" handeln

Hintergrund und Evidenz

Bei der vorliegenden Überarbeitung der S3-Leitlinie zur Posttraumatischen Belastungsstörung wurde durch die Leitliniengruppe entschieden, die Empfehlungen zur Pharmakotherapie auf die folgenden Quellen zu basieren:

1. Sichtung *internationaler Leitlinien* zur Behandlung der PTBS: NICE Guidelines [1], Australian Guidelines for Acute Stress Disorder & Posttraumatic Stress Disorder [3], Clinical Practice Guideline for the treatment of PTSD [5], Va/DoD Clinical Practice Guideline for the Management of Posttraumatic Stress Disorder and Acute Stress Disorder [2], Management of Acute Stress, PTSD, and Bereavement – WHO recommendations [90].
2. Sichtung aktueller *Metaanalysen* zur Psychopharmakologie der PTBS [62, 63, 79, 80, 82, 83, 88].

Darstellung der Evidenz

Die Empfehlung dazu, dass eine Pharmakotherapie weder als alleinige noch als primäre Therapie der PTBS eingesetzt werden soll (Empfehlung 8) entspricht den Empfehlungen internationaler Leitlinien [1, 3, 4]. Diese Leitlinien gehen von einer besseren Wirksamkeit von (traumafokussierter) Psychotherapie im Vergleich zu Medikation aus und empfehlen daher Psychotherapie als Behandlung der ersten Wahl. Auch die Leitlinien, die beides empfehlen, gehen von geringeren Effekten für Pharmakotherapie aus. Jedoch scheinen die Behandlungsergebnisse der Patienten, die nach Leitlinien behandelt wurden, die Psychotherapie first-line empfehlen [1, 3, 4], in der Wirksamkeit besser zu sein als die derjenigen, die nach Leitlinien [2, 5]

behandelt wurden, welche Psychotherapie und Medikation als gleichwertig emp-
fahlen [62]. Eine der Leitlinien [5] weist dabei darauf hin, dass für die Diagnose
PTBS aufgrund unterschiedlicher Stringenz der verwendeten Einschlusskriterien
und Kontrollbedingungen ein direkter Vergleich von Psychotherapie und Psychopharmakotherapie nur unzureichend getroffen werden kann.

Empfehlung 8 wird auch durch Metaanalysen und Reviews gestützt. Lee et al. [62]
haben in ihrem Review direkt Psychotherapie und Psychopharmakotherapie verglichen. Dabei kamen sie zu dem Ergebnis, dass die Effektstärken für traumafokussierte
Psychotherapie im Vergleich zu aktiven psychotherapeutischen Kontrollbedingungen
größer ausfielen als bei Medikamenten im Vergleich zu Placebos und größer als bei
anderen Psychotherapien im Vergleich zu aktiven Kontrollbedingungen. Traumafokussierte Psychotherapie zeigte in diesem Review auch einen größeren anhaltenden
Nutzen über die Zeit als Medikation. Als first-line Intervention erzielte die traumafokussierte Psychotherapie ebenfalls die besten Wirksamkeitsergebnisse im Vergleich
zu anderen Psychotherapien und zu Psychopharmakotherapien. Deutliche Effekte
für die Behandlung mit traumafokussierter Psychotherapie wie der Kognitiven Verhaltenstherapie (KVT), Prolongierter Exposition (PE) und Eye Movement Desensitization and Reprocessing (EMDR) ($g = 1.63$, $g = 1.0$ und $g = 1.01$) standen auch in der
Metaanalyse von Watts et al. [63] geringeren Effekten bei Pharmakotherapien mit Paroxetin, Sertralin, Fluoxetin, Risperidon, Topiramat und Venlafaxin ($g = 0.74$, $g
= 0.41$, $g = 0.43$, $g = 0.41$, $g = 1.20$ und $g = 0.48$) gegenüber. Hetrick et al. konnten in
ihrer Metaanalyse [82] keine starke Evidenz sowohl für Unterschiede in der Wirksamkeit zwischen Kombinationsbehandlung (Psychotherapie und Psychopharmakotherapie) und reiner Psychotherapie (mittlerer Unterschied $= 2.44$, 95 % CI -2.87-7.35) als
auch für Unterschiede in der Wirksamkeit zwischen Kombinationsbehandlung und
reiner Psychopharmakotherapie (SMD $= -4.70$, 95 % CI -10.84-1.44) finden.

Auch die Empfehlung, dass lediglich Sertralin, Paroxetin oder Venlafaxin ange-
boten werden sollen (Empfehlung 9), geht auf Metaanalysen zurück. So zeigte sich
in 21 Studien, dass SSRIs gruppiert gegenüber Placebos einen kleinen positiven
Effekt aufweisen (SMD $= -0.23$, CI -0.33- -0.12). Nach klinischer Symptomein-
schätzung waren jedoch nur Paroxetin (SSRI), Fluoxetin (SSRI) und Venlafaxin
(SSNRI) einem Placebo signifikant überlegen. Bei Brofaromin (MAOI), Olanzapin
(Antipsychotikum), Sertralin (SSRI) und Topiramat konnte keine Evidenz für die
Wirksamkeit gefunden werden. Insgesamt gab es für die meisten Psychopharmaka
keine adäquate Evidenz der Wirksamkeit gegenüber Placebo [80]. Die Metaanalyse
von Gu, Wang, Li, Wang und Zhang [79] nutzte die Response-Rate als Index für die
Wirksamkeit von Medikamenten gegenüber Placebo (Odds ratio 1.47, 95 % CI
1.34–1.62, N $= 2166$). Dabei zeigten sich Fluoxetin, Paroxetin und Sertralin als besonders wirksam. Lee et al. [62] fanden für Sertralin, Venlafaxin und Nefazodon
eine bessere Wirksamkeit als für andere Medikamente. Schlussfolgernd werden somit keine gesamten Substanzklassen, aber die einzelnen Medikamente Paroxetin,
Sertralin und Venlafaxin als potenzielle Behandlungsmöglichkeiten für PTBS empfohlen, wobei für Venlafaxin der Hinweis auf „off-label-use" hinzugefügt wurde, da
diese Substanz nicht für die Behandlung der PTBS zugelassen ist.

Schließlich geht auch die Negativempfehlung, dass Benzodiazepine nicht eingesetzt werden sollen (Empfehlung 10) auf metaanalytische Evidenz zurück. So zeigte
eine umfangreiche Metaanalyse von 18 klinischen und Beobachtungsstudien
(N = 5236) [88], dass Benzodiazepine unwirksam für Behandlung und Prävention
von PTBS sind. Die Risiken, die mit der Einnahme assoziiert sind, überwiegen gegenüber dem potenziellen kurzzeitigen Nutzen. Es zeigte sich, dass das Risiko eine
PTBS zu entwickeln, erhöht ist, wenn eine Einnahme von Benzodiazepinen unmittelbar nach dem Trauma erfolgt. Weiterhin wurden ungünstigere Therapieergeb-
nisse, Aggressionen, Depressionen, Substanzgebrauch und ein allgemein höherer
Schweregrad der PTBS im Zusammenhang mit der Einnahme von Benzodiazepinen
beobachtet. Dieser Einschätzung folgen auch die genannten Leitlinien. In Berücksichtigung dieser Befunde wird empfohlen, Benzodiazepine nach akuter Traumatisierung und bei PTBS nicht einzusetzen.

Von der Evidenz zu den Empfehlungen

Die Formulierung der Empfehlungen basieren auf Empfehlungen bestehender Leitlinien zur Behandlung der PTBS [1–5, 90] sowie auf den Ergebnissen von sechs
Metaanalysen [62, 63, 79, 80, 82, 88]. Der Empfehlung 8 liegen zwei Metaanalysen
[62, 82] sowie die Aussagen von anerkannten Leitlinien zur Behandlung der PTBS
[1–5, 90] zugrunde. Grundlage für die Empfehlung 9 waren drei Metaanalysen [63,
79, 80] und die genannten Leitlinien. Für die Empfehlung 10 lagen eine Metaanalyse [88] und die Empfehlung einer Leitlinie vor [3].

Empfehlungen für künftige Forschung

Bei der Sichtung aktueller Metaanalysen zeigte sich eine unbefriedigende Datenlage zu Kombinationstherapien bei PTBS. Zusätzlich wurde festgestellt, dass unterschiedliche Ausschlusskriterien für Psychotherapie- und Pharmakotherapiestudien
genutzt werden, wodurch ein direkter Vergleich erschwert ist [5]. Bisher gibt es
keine Langzeitstudien zu möglichen (Neben-)Wirkungen von Psychopharmakotherapie bei PTBS-Patienten.
   Es werden daher die folgenden Empfehlungen für zukünftige Forschung ausgesprochen:

- Systematische Untersuchung zu Kombinationstherapien.
- Vergleich von Psychotherapie und Psychopharmakotherapie unter einheitlichen
  Ausschlusskriterien.
- Langzeit-Untersuchung zu möglichen (Neben-)Wirkungen.
- Weitere Forschung in kontrollierten klinischen Studien zu Medikation für be-
  stimmte Symptome z. B. Albträume.

Adjuvante Verfahren

Tanja Michael, Volker Köllner und Ulrich Frommberger

Einleitung

Bei der Behandlung Posttraumatischer Belastungsstörungen (PTBS) stellen traumafokussierte Psychotherapieverfahren, die in Abschn. „Psychotherapeutische Behandlung" beschrieben werden, die Behandlungsmethode der ersten Wahl dar. Obwohl diese Verfahren nachweislich zu einer starken Symptomreduktion bei PTBS führen, bildet sich die PTBS-Symptomatik nicht bei allen Betroffenen vollständig zurück. Aus diesem Grund werden in der stationären oder teilstationären Krankenhausbehandlung oder Rehabilitation in Deutschland im Rahmen eines multimodalen Therapiekonzepts in der Regel zusätzliche Therapieverfahren eingesetzt. Grundsätzlich können adjuvante Verfahren aber auch in Ergänzung zu einer ambulanten Therapie eingesetzt werden, allerdings stehen dem häufig Kostengründe entgegen. Bisher gab es wenig Evidenz dafür, ob sich hierdurch tatsächlich eine Verbesserung des Behandlungsergebnisses erreichen lässt. In den vergangenen Jahren wurden aber erste Studien hierzu publiziert, die für dieses Kapitel der Leitlinie recherchiert und ausgewertet wurden.

Das verbindende Element adjuvanter Therapieverfahren ist ihr Einsatzziel: Die Ergänzung bzw. Unterstützung einer Haupttherapie. Einige Therapieverfahren wie z. B. Paartherapie können daher kontextabhängig entweder ein adjuvantes Therapieverfahren (z. B. Konfrontationstherapie plus Paartherapie bei Traumafolgestörungen) oder auch eine Haupttherapie bzw. Monotherapie (z. B. Paartherapie bei sexuellen Funktionsstörungen) darstellen. Die Wirksamkeit eines adjuvanten Therapieverfahrens bemisst sich daran, ob sein kombinierter Einsatz (adjuvante Therapie + Haupttherapie) effektiver ist als der alleinige Einsatz der Haupttherapie. In den letzten Jahren sind adjuvante Therapieverfahren verstärkt in den Fokus von Praktikern und Forschern gerückt [92]. In der Praxis häufig angewandte adjuvante Therapieverfahren sind u. a. Ausdauersport, achtsamkeitsbasierte Methoden und Kreativtherapie. Medikamentöse Interventionen werden nur dann den adjuvanten Verfahren im engeren Sinne zugerechnet, wenn ihr Einsatz die therapeutischen Prozesse der Hauptintervention, wie z. B. die Angstextinktion bei Traumakonfrontation, potenziert.

Dieses Kapitel bezieht sich ausschließlich auf die Forschung zu additiven therapeutischen Effekten dieser Verfahren auf die Symptomatik der PTBS. Dazu wurde eine systematische Literaturrecherche durchgeführt, die überprüfte, welche adjuvanten Interventionen in Bezug auf traumafokussierte Psychotherapie untersucht wurden. Konkret heißt dies, dass nach Studien gesucht wurde, in denen eine Intervention zusätzlich zu den in nationalen und internationalen PTBS-Leitlinien empfohlenen psychotherapeutischen Verfahren (z. B. traumafokussierte Kognitive Therapie, Prolongierte Exposition, EMDR) durchgeführt wurde. Es fanden sich Studien zu den folgenden adjuvanten Therapieverfahren (in alphabetischer Reihenfolge): Ausdauersport, Biofeedback (Atemfeedback), Cortisol (Gabe von Hydrocortison),

D-Cycloserin, Familientherapie, Hypnose, Kunsttherapie, Methylenblau, Oxytocin und Yohimbin. Die vermuteten Wirkmechanismen dieser unterschiedlichen Interventionen sollen im Folgenden kurz beschrieben werden.

Ausdauersport ist eine kostengünstige, jederzeit anwendbare und mit vielfältigen gesundheitsförderlichen Nebeneffekten assoziierte Interventionsmethode. Sein adjuvanter Effekt im Kontext der PTBS ist bislang im Zusammenhang mit dem neuronalen Plastizität fördernden Signalstoff Brain-Derived Neurotrophic Factor (BDNF) untersucht worden [93], welcher die Angstextinktion verbessern soll.

Beim **Biofeedback** werden die Patienten zur gezielten Beeinflussung physiologischer Parameter wie z. B. der Herzrate, der Muskelspannung oder der Atmung angeleitet. Biofeedback bedient sich dabei der apparativ gestützten Erfassung und Widerspiegelung der jeweiligen physiologischen Paramater durch visuelle oder auditive Animationen bzw. Signale. Als Wirkmechanismen von Atembiofeedback werden dabei u. a. die indirekte Beeinflussung der Herzratenvariabilität [94], der entspannungsinduzierende Charakter von Atembiofeedback sowie eine Bindung von Arbeitsgedächtnisressourcen diskutiert.

Cortisol ist ein Stresshormon, welches einen gewichtigen Einfluss auf Lern-und Gedächtnisprozesse sowie Neuroplastizität hat [95]. Die Gabe von Hydrocortison [96] oder eine Nutzbarmachung morgendlicher hoher endogener Cortisolspiegel [97] wurden als adjuvante Verfahren vorgeschlagen, da Cortisol den Abruf alter Gedächtnisinhalte hemmt und die Konsolidierung von neuen Gedächtnisinhalten fördert. Somit sollen in der Therapie erlernte Inhalte, die nicht angstbesetzt sind, besser konsolidiert werden.

D-Cycloserin (DCS) ist eine antibiotisch wirksame Substanz, die zur Behandlung der Tuberkulose eingesetzt wird. Durch Beeinflussung von N-Methyl-D-Aspartat-Rezeptoren (NMDA-Rezeptoren) in der Amygdala soll es den Effekt der expositionsbasierten Psychotherapie fördern. So konnten zahlreiche Tierstudien zeigen, dass die Gabe von DCS die Angstextinktion fördert. Es wird daher angenommen, dass es auch zusätzlich zu Traumaexposition gewinnbringend eingesetzt werden kann [98].

Hinter der Annahme, dass **Familientherapie** die Effektivität von PTBS-Therapie erhöhen sollte, steht die Überlegung, dass sie innerfamiliäre Kommunikationsstrukturen fördert und damit indirekt manche PTBS-Symptome (z. B. erhöhte Reizbarkeit) verbessert. Des Weiteren soll sie sich positiv auf häufig vorkommende Beziehungsprobleme mit dem/der Partner/in und Kindern auswirken [99].

Der postulierte positive Einsatz von **Hypnose** als adjuvante Strategie in der PTBS-Behandlung basiert auf der Annahme, dass Hypnose als Mittel zur Verbesserung der Schlafqualität eingesetzt werden kann, und damit in Folge zur Verbesserung der Gesamtsymptomatik führen soll [100].

Es wird angenommen, dass **Kunsttherapie** ein sinnvolles adjuvantes Verfahren darstellen könnte, da es die Gelegenheit bietet nonverbale traumaassoziierte Erfahrungen auszudrücken und damit den Patienten hilft, diese zu verarbeiten [101].

Es ist in Tierversuchen gezeigt worden, dass der Stoffwechselverstärker **Methylenblau** Gedächtnisprozesse fördert und das Angstextinktionsgedächtnis verbessert. Daher wurde postuliert, dass während Traumaexposition erlernte, nicht angstbesetzte Inhalte besser erinnert werden [102].

Von dem Neuropeptid **Oxytocin** wird angenommen, dass es die expositionsbasierte PTBS-Therapie fördern sollte, da gezeigt wurde, dass es angstlindernd wirkt und die Angstextinktion fördert [103].

Yohimbin schließlich ist ein potenter Antagonist von alpha-2-Adrenorezeptoren. Es erhöht den Blutdruck und die Herzfrequenz und es wird angenommen, dass es die Wirkung von Traumaexposition verstärken kann, da inhibitorische Lernprozesse durch das erhöhte Arousal verstärkt werden [104].

Klinische Fragestellungen

- Welche additiven therapeutischen Effekte zeigen adjuvante Verfahren auf die Symptomatik der PTBS, wenn sie zusätzlich zu den in nationalen und internationalen PTBS-Leitlinien empfohlenen psychotherapeutischen Verfahren durchgeführt wurden?

Schlüsselempfehlungen

	Empfehlung	Empfehlungsgrad
11	Aufgrund der positiven klinischen Erfahrung im stationären Setting auch hinsichtlich der Wirkung auf komorbide Störungen können adjuvante Verfahren wie Ergotherapie, Kunsttherapie, Musiktherapie, Körper- und Bewegungstherapie oder Physiotherapie in einem traumaspezifischen, multimodalen Behandlungsplan angeboten werden. LoE: nicht anwendbar Abstimmungsergebnis: 19/19 (100 %)	**KKP**

Hintergrund der Evidenz

In einer eigenständigen Literaturrecherche wurden alle randomisierten kontrollierten Studien berücksichtigt, die adjuvante Interventionen bei erwachsenen PTBS-Patienten, welche mit leitlinienkonformer Psychotherapie behandelt wurden (vgl. Abschn. „Psychotherapeutische Behandlung"), untersuchten. Es wurden keine Studien eingeschlossen, die die Kombination von Psychopharmaka und Psychotherapie betrachteten. Medikamentöse Interventionen wurden eingeschlossen, wenn ihr Einsatz die therapeutischen Prozesse der Psychotherapie potenzieren sollte.

Darstellung der Evidenz

Insgesamt konnten 13 Studien identifiziert werden, die den Kriterien entsprachen.

Zu **Ausdauersport** konnte eine randomisierte kontrollierte Studie (N = 9) identifiziert werden, die untersuchte, ob ein 30-minütiges Laufbandtraining vor Traumaexposition zu einer Erhöhung von BDNF und einer verbessersten Therapieeffektivität von Prolongierter Exposition führt [93]. Beide Annahmen wurden bestätigt. Allerdings ist die Aussagekraft der Studie durch die kleine Stichprobe und das Fehlen einer interferenzstatistischen Analyse stark eingeschränkt.

Biofeedback wurde ebenfalls in einer randomisierten kontrollierten Studie (N = 8) untersucht. Darin wurde überprüft, ob Atembiofeedback die Effektivität von traumafokussierter kognitiver Verhaltenstherapie verstärkt [105]. Die Ergebnisse zeigen einen Trend für eine erhöhte Effektivität der Experimentalgruppe (traumafokussierte kognitive Verhaltenstherapie plus Atembiofeedback) und einen signifikant schnelleren Rückgang der Symptome in der Experimentalgruppe. Die kleine Stichprobe der Studie schränkt die Aussagekraft der Studie allerdings stark ein.

In Bezug auf die Effekte von **Cortisol** wurde in einer randomisierten kontrollierten Studie (N = 24) untersucht, ob die Gabe von Hydrocortison die Effektivität von Prolongierter Exposition verstärkt [106]. Die Ergebnisse zeigen eine Überlegenheit für die Gruppe, die Hydrocortison erhalten hat. Möglicherweise beruht der Effekt darauf, dass der Dropout in der Hydrocortison-Gruppe (8,3 %) deutlich niedriger war als in der Placebo Gruppe (58,3 %). Allerdings wurden die Daten nicht getrennt nach Therapieende und Follow-up ausgewertet. Die relativ kleine Stichprobe und die ungewöhnliche Auswertungsstrategie schränken die Aussagekraft der Studie ein und die Ergebnisse können noch nicht generalisiert werden.

Zu **D-Cycloserin** (DCS) liegen bereits vier randomisierte kontrollierte Studien vor [98, 107–109]. In allen Studien wurde DCS zusätzlich zu expositionsbasierter Therapie gegeben, in zwei der Studien wurde die Traumaexposition in einer virtuellen Realität durchgeführt. In keiner der Studien konnte gezeigt werden, dass die Gabe von DCS die Effektivität der Traumaexposition zu Therapieende verbesserte. Eine Studie zeigte sogar einen schlechteren Effekt für die DCS Gruppe [108]. Im Follow-up zeigte eine Studie, dass die DCS Gruppe im 6-Monats-Follow-up der Placebo Gruppe überlegen war. Die anderen Studien ergaben auch im Follow-up keinen Effekt für DCS. Die Befunde zu DCS sind also widersprüchlich. Zwei der Studien haben zudem mit einer Stichprobe von N = 25 [107] und N = 26 [108] kleine Fallzahlen und konnten daher eventuell aufgrund fehlender Teststärke keinen Effekt zeigen. Somit kann keine abschließende Bewertung zu DCS vorgenommen werden.

Zu **Hypnose** liegt eine randomisierte kontrollierte Studie (N = 108) vor, welche den Effekt von auf den Schlaf abzielender Hypnose zusätzlich zu Cognitive Processing Therapie (CPT) [100] untersuchte. Entgegen der Annahme hatte die zusätzlich mit Hypnose behandelte Gruppe keine verstärkte Reduktion von PTBS Symptomen.

Zu **Kunsttherapie** liegt eine randomisierte kontrollierte Studie (N = 15) vor, die untersuchte, ob sie zusätzlich zu Cognitive Processing Therapie die PTBS-Symptomatik stärker verbessern würde als alleinige Cognitive Processing Therapie

[101]. Die Ergebnisse der Studie lieferten keinen Hinweis auf eine Bestätigung dieser Annahme. Die kleine Fallzahl der Studie erlaubt aber nicht die Hypothese zum jetzigen Zeitpunkt schon zu verwerfen.

In Bezug auf **Methylenblau** wurde in einer randomisierten kontrollierten Studie (N = 31) getestet, ob sich die Gabe der Substanz zusätzlich zu imaginativer Exposition positiv auf die PTBS-Symptomatik auswirkt [102]. Es konnte kein Überlegenheitseffekt der Methylenblau Gruppe festgestellt werden. Die kleine Stichprobe der Studie schränkt die Aussagekraft der Ergebnisse erheblich ein. Zum jetzigen Zeitpunkt ist es deshalb nicht möglich zu beurteilen, ob die Gabe von Methylenblau klinisch sinnvoll ist oder nicht.

Zu **Oxytocin** wurde in einer randomisierten kontrollierten Studie (N = 17) untersucht, ob dessen Gabe die Effektivität von Prolongierter Exposition verbessern würde [103]. Die Ergebnisse zeigten keinen statistisch signifikanten Unterschied zwischen den Gruppen bezüglich der PTBS-Symptomatik, obwohl numerisch die Symptombelastung der Oxytocin Gruppe zu jedem Messzeitpunkt unter dem der Gruppe lag, die ausschließlich mit Prolongierter Exposition behandelt wurde. Die kleine Fallzahl der Studie lässt offen, ob der statistische Nulleffekt auf eine nicht ausreichende Teststärke zurückzuführen ist oder ob keine Effekte vorliegen.

Yohimbin schließlich wurde in einer kontrollierten randomisierten Studie (N = 26) untersucht [104] in der die Substanz einmalig vor der ersten Sitzung von Prolongierter Exposition gegeben wurde. Dabei wurde kein Gruppenunterschied bezüglich der PTBS-Symptomatik gefunden. Allerdings ist die Aussagekraft auch dieser Studie durch die geringe Fallzahl und die einmalige Gabe von Yohimbin eingeschränkt.

Zusammenfassend lässt sich festhalten, dass eine erstaunlich kleine Anzahl von Studien den Effekt von adjuvanten Interventionen zusätzlich zu leitlinienkonformer Psychotherapie der PTBS untersuchte. In allen Studien wurde ein adjuvanter Effekt zu einer Variation von traumafokussierter kognitiver Verhaltenstherapie untersucht. Überraschenderweise liegt keine Studie zu adjuvanten Interventionen bei EMDR vor. Leider haben die meisten Studien keine ausreichende Teststärke und es ist nicht möglich zu beurteilen, ob die untersuchte Hypothese durch die Ergebnisse entkräftet oder bestätigt ist. Mit Ausnahme von DCS gibt es auch keine Intervention, die mehrfach getestet wurde, was eine Voraussetzung für die Reliabilität der Ergebnisse wäre. Beachtenswert ist, dass Untersuchungen zur Wirksamkeit der zumindest in Deutschland im klinischen stationären Alltag sehr häufig angewandten Verfahren Ergotherapie, Musiktherapie, Physiotherapie und Qi-Gong bei der Behandlung der PTBS fehlen. Dies liegt eventuell daran, dass in vielen Ländern die PTBS hauptsächlich ambulant behandelt wird und daran, dass diese Verfahren nicht für die Behandlung der Kernsymptomatik entwickelt wurden, sondern eher einen therapeutischen Rahmen bieten. Aufgrund der positiven klinischen Erfahrung im stationären Setting auch hinsichtlich der Wirkung auf komorbide Störungen können adjuvante Verfahren wie Ergotherapie, Kunsttherapie, Musiktherapie, Körper- und Bewegungstherapie, Physiotherapie in einem traumaspezifischen Gesamtbehandlungsplan berücksichtigt werden.

Von der Evidenz zu den Empfehlungen

Zur Beantwortung der unter Abschn. „Klinische Fragestellungen" genannten Fragestellung konnten die oben dargestellten Studien keinen ausreichenden Beitrag leisten, da die Studienlage unzureichend ist. Insbesondere leidet die Forschung in diesem Gebiet an mangelnder Teststärke und unter dem Umstand, dass die Fragestellung in der Regel nur durch eine Studie untersucht wurde.

Empfehlungen für künftige Forschung

Es werden die folgenden Empfehlungen für zukünftige Forschung ausgesprochen:

- Untersuchungen dazu, ob und ggf. bei welcher Gruppe von Patienten die Hinzunahme von adjuvanten Therapieverfahren die Effektivität traumafokussierter Psychotherapie hinsichtlich der Kernsymptome der PTBS und zusätzlicher Symptome verbessern kann.
- Untersuchungen zu einigen adjuvanten Verfahren (z. B. Ausdauersport, Atembiofeedback, Cortisol), die aufgrund methodischer Defizite derzeit noch nicht empfohlen werden können, aber erfolgversprechend sind.
- Angesichts der hohen Komorbiditätsraten bei PTBS sollten Untersuchungen zur Wirkung der adjuvanten Verfahren auch auf die komorbiden Symptome durchgeführt werden.
- Untersuchungen dazu, welche Patientengruppen von einem multimodalen stationären Vorgehen mit adjuvanten Verfahren profitieren.
- Untersuchungen dazu, ob die stationäre, multimodale Therapie der PTBS, die eine Besonderheit des deutschen Versorgungssystems darstellt, bei der Therapie der PTBS insgesamt oder nur bei bestimmten Subgruppen (z. B. KPTBS) Vorteile bietet.

Komplexe Posttraumatische Belastungsstörung

Andreas Maercker, Mareike Augsburger, Maria Böttche, Ursula Gast, Tobias Hecker, Annett Lotzin, Helga Mattheß, Ulrich Sachsse, Ingo Schäfer, Julia Schellong und Wolfgang Wöller

Einleitung

Die Komplexe Posttraumatische Belastungsstörung (KPTBS) wird mit der Einführung des ICD-11 zu einer im Versorgungssystem anerkannten Diagnose [110]. Die KPTBS umfasst ein Symptombild, welches in der Regel durch besonders schwere, langandauernde und sich wiederholende traumatische Erlebnisse (sog. Typ-II Traumata) hervorgerufen wird. Häufige Beispiele sind sexueller Missbrauch oder körperliche Misshandlung in der Kindheit. Andere schwerwiegende traumatische Ereignisse, nach denen Menschen ebenfalls häufig eine KPTBS entwickeln, sind Menschenhandel und sexuelle Ausbeutung, kriegerische Auseinandersetzungen, Folter oder andere Formen schwerer politischer oder organisierter Gewalt [111]. Bei der KPTBS wurde berücksichtigt, dass insbesondere nach Typ-II-Traumata häufig komplizierte Symptommuster entstehen, die in der Regel einen höheren therapeutischen Aufwand nach sich ziehen. Neben den klassischen Symptomen der PTBS leiden Betroffene einer KPTBS zusätzlich unter gestörter Affektregulation und Impulskontrolle, einer persistierenden dysphorisch-depressiven Verstimmung, Hoffnungslosigkeit und Verzweiflung, die nicht selten mit latenter chronischer Suizidalität und teils schweren Selbstverletzungen einhergeht [110–112]. Vor allem aus frühen oder langjährigen Missbrauchserfahrungen können Störungen der Selbstwahrnehmung resultieren, sowie Gefühle der Hilflosigkeit, Antriebsarmut, Scham, Schuld und Selbstanschuldigungen, ausgeprägter Ekel vor dem eigenen Körper (Gefühl der Beschmutztheit) und Selbsthass. Häufig zeigen Betroffene eine mangelnde Selbstfürsorge, sodass eigene Bedürfnisse nicht wahrgenommen oder beachtet werden. Schließlich zeigt sich oft eine verzerrte Wahrnehmung des Täters im Sinne intensiver Rachevorstellungen, einer Idealisierung oder einer paradoxen Dankbarkeit bis hin zum Gefühl einer besonderen oder übernatürlichen Beziehung („Ich habe ihm alles zu verdanken, viel von ihm gelernt, wäre ohne ihn nicht so, wie ich bin, zwischen uns herrschte etwas ganz Besonderes"). Zu anderen Menschen ist die Beziehungsgestaltung ebenfalls oft beeinträchtigt, was sich durch sozialen Rückzug und Isolation, eine generell misstrauische Haltung gegenüber anderen Menschen und das Gefühl, niemandem vertrauen zu können, zeigen kann. Weiterhin sind für Betroffene wiederholte Brüche in Beziehungen aufgrund einer Unfähigkeit, Beziehungen stabil zu gestalten, charakteristisch. Störungen der Wahrnehmung oder des Bewusstseins können sich in dissoziativen Zuständen, wie Amnesien, dissoziativen Episoden oder Depersonalisation äußern.

Eine komplexe Form der PTBS wurde erstmalig von Herman [111] vorgeschlagen, um ein Krankheitsbild zu beschreiben, das bei Überlebenden von langandauernden und sich wiederholenden Traumata beobachtet wurde. Herman betonte, dass die Diagnose der PTBS, so wie sie bislang definiert worden war, die Situation und die Symptome vieler Überlebender von langandauernden und sich wiederholenden Traumata nicht akkurat abbilde. Die diagnostischen Kriterien der PTBS seien vor allem auf Überlebende von eng umschriebenen traumatischen Ereignissen, wie Kriegseinsätzen, Katastrophen oder Vergewaltigungen zugeschnitten. Herman schlug daher weitere diagnostische Kriterien, wie Veränderung in der Affektregulation, im Bewusstsein (z. B. dissoziative Symptome), in Beziehungen mit anderen, in der Selbstwahrnehmung und im Wertesystem vor. Aufbauend auf Hermans Konzept der komplexen PTBS wurden weitere Formulierungen für komplexe Traumafolgestörungen vorgeschlagen: *Andauernde Persönlichkeitsveränderung nach Extrembelastung* in der ICD-10 (engl. Abk.: EPACE) F60.2 [112], Entwicklungstraumastörung (developmental trauma disorder) [113] sowie *Störung in Folge von extremem Stress, nicht anderweitig spezifiziert (Disorders of extreme stress, not otherwise spe-*

cified, DESNOS) [114]. In der US-Fachliteratur wurde die Diagnose der komplexen PTBS zwar stark diskutiert, in das DSM-5 wurde sie allerdings nicht aufgenommen. Das DSM-5 wählte einen Ansatz, in dem Symptome, die mit komplexer PTBS in Verbindung gebracht wurden, als Teil der Hauptsymptomatik einer PTBS aufgenommen wurden. Anhaltende, negative kognitive und emotionale Veränderungen wurden als neues Kriterium D eingeführt und umfassen dysfunktionale Veränderungen von kognitiven Schemata, vor allem Scham, Schuld, Ekel (insbesondere nach sexuellem Missbrauch), ein Gefühl von anhaltender übermäßiger Erregung, Misstrauen, gesteigerte Risikobewertung und geringere Gefahrentoleranz [115].

In der neuen ICD-11 [116] ist die Diagnose der KPTBS durch folgende Merkmale charakterisiert: Sie entwickelt sich nach dem Erleben eines Belastungsereignisses, das typischerweise extremer bzw. langdauernder Art ist und aus dem eine Flucht schwierig oder unmöglich ist. Die Diagnose umfasst alle Kernsymptome der klassischen PTBS (Wiedererinnerung, Vermeidung, Übererregung) und zusätzlich kommen drei weitere Symptomgruppen hinzu: anhaltende und tiefgreifende Probleme der Emotionsregulation (verstärkte emotionale Reaktivität, Affektverflachung, gewalttätige Durchbrüche), ein negatives Selbstkonzept (beeinträchtigte Selbstwahrnehmung wie die Überzeugung, minderwertig, unterlegen oder wertlos zu sein, Schuldgefühle, Schamgefühle) sowie Probleme in zwischenmenschlichen Beziehungen (Schwierigkeiten, nahe Beziehungen aufzubauen und aufrecht zu erhalten). Es ist wichtig anzumerken, dass sich die Diagnose der KPTBS an der Symptomatik und nicht an den spezifischen erlebten Traumata orientiert. Eine repräsentative deutsche Studie schätzt die Ein-Monatsprävalenz der KPTBS auf 0,5 % [117].

Validität der Diagnose der KPTBS
Sowohl in klinischen als auch in nicht-klinischen Stichproben von Trauma-Überlebenden finden sich empirische Belege für die Diagnose einer KPTBS und des damit einhergehenden typischen Symptommusters, das von einer überdauernden und ausgeprägten Störung der Emotionsregulation, einer beeinträchtigten Selbstwahrnehmung und Schwierigkeiten im Aufrechterhalten von nahen Beziehungen geprägt ist. Es konnte gezeigt werden, dass sich diese Symptome spezifisch in Folge von chronischer und sich wiederholender Gewalt entwickelten und von den Folgen anderer traumatischer Erfahrungen abgegrenzt werden können, z. B. [112] mit einem erweiterten Symptombild. Personen mit Missbrauchs- oder Misshandlungserfahrungen in der Kindheit sowie länger andauernden Erfahrungen haben dabei ein erhöhtes Risiko für die Entwicklung einer KPTBS im Gegensatz zur PTBS [118, 119]. Somit scheint das Auftreten einer KPTBS mit jüngerem Alter beim Erleben des ersten Traumas zusammenzuhängen. Eine KPTBS kann sich auch nach schwerwiegenden traumatischen Erfahrungen im Erwachsenenalter entwickeln. So konnte dies z. B. bei geflüchteten Menschen und Überlebenden von organisierter oder politischer Gewalt (z. B. Völkermord) beobachtet werden [120].

Verschiedene Autorengruppen haben die Validität der Unterscheidung zwischen PTBS und KPTBS mittels latenter Klassenanalyse in unterschiedlichen Stichproben geprüft, unter anderem bei behandlungssuchenden Erwachsenen nach verschiedenen traumatischen Erfahrungen [118], einer gemischten erwachsenen Stichprobe bestehend aus trauernden Eltern nach dem Tod des Kindes und Personen nach Vergewaltigungserfahrungen oder einem körperlichen Angriff [121], in einer repräsentativen Stichprobe deutscher Jugendlicher bzw. junger Erwachsener im Alter von 14–24 Jahren. In allen Studien fand sich dabei eine Gruppe mit hoher Ausprägung der Kernsymptome der PTBS (Wiedererleben, Übererregung, Vermeidung), die sich klar von einer zweiten Gruppe mit hoher KPTBS-Symptomatik abgrenzen ließ. Eine dritte Gruppe war durch eine insgesamt niedrige Symptomausprägung gekennzeichnet [118, 121] bzw. gab es zwei weitere Gruppen mit jeweils unterschiedlichen Problemen in der Selbstregulation, jedoch ohne PTBS oder KPTBS-Symptome und damit einer geringen funktionalen Einschränkung aufgrund der Traumasymptomatik [122, 123]. Zusätzliche Hinweise für die klare Unterscheidung zwischen PTBS und KPTBS und damit der Validität der Diagnosen nach ICD-11 wurde mittels konfirmatorischer Faktorenanalyse in einer Stichprobe ehemaliger Heimkinder [119] sowie bei erwachsenen ambulanten Traumapatienten demonstriert [124, 125]. Auch die Abgrenzbarkeit der KPTBS von der Borderline-Persönlichkeitsstörung (BPS) ist empirisch gestützt [126].

Zwar weisen Befunde [127] darauf hin, dass KPTBS-Symptome bei zunehmendem Schweregrad der PTBS zunehmen, doch insgesamt unterstützen die vorliegenden empirischen Befunde die Unterteilung in eine (klassische) PTBS und eine komplexe PTBS [128].

Differenzialdiagnostik

Die differenzialdiagnostische Abgrenzung zur Borderline-Persönlichkeitsstörung (BPS) ist schwierig [129]. Die KPTBS nach ICD-11 kann von der BPS dadurch unterschieden werden, dass die letztgenannte durch Furcht vor dem Verlassenwerden, Wechsel der Identitäten und häufiges suizidales Verhalten charakterisiert ist [126]. Für die KPTBS ist die Furcht vor dem Verlassenwerden keine erforderliche Bedingung, und das Selbstkonzept ist andauernd negativ und nicht in wechselndem Ausmaß. Suizidales Verhalten kann vorkommen, allerdings seltener und meist weniger ausgeprägt als bei der BPS, so dass Umgang mit Suizidalität gewöhnlich nicht den Fokus der Therapie darstellt. Weiter beinhaltet die diagnostische Beschreibung der Persönlichkeitsstörung mit Borderline-Persönlichkeitsmuster (ICD-11) *nicht* das Vorliegen einer traumatischen Belastung oder die Kernsymptome der PTBS.

Auch die differenzialdiagnostische Abgrenzung zu dissoziativen, schweren affektiven Störungen und psychotischen Erkrankungen ist sorgfältig zu prüfen. Umfassende Intrusionen (in Form von sich aufdrängenden Gedanken und Gefühlen, visuellen Wahrnehmungen, sensorischen Empfindungen, unfreiwilligen Bewegungen und Handlungen sowie akustischen Wahrnehmungen wie Stimmen hören) können leicht mit dissoziativen oder psychotischen Erkrankungen verwechselt werden, die für die PTBS charakteristische Übererregung kann psychotischen Erregungszuständen ähneln, und chronische Anspannung und traumabedingtes Misstrauen kann paranoid anmuten. Da die genannten Störungsbilder nicht selten komorbid auftreten, kann sich die Differenzialdiagnostik schwierig gestalten. Eine zutreffende diagnostische Einordnung ist jedoch für die psychotherapeutische Behandlungsplanung unabdingbar.

Klinische Fragestellungen

- Welche Ansätze zur Behandlung der Komplexen Traumafolgestörung wie z. B. der Komplexen Posttraumatischen Belastungsstörung (KPTBS) nach ICD-11 sind geeignet?

Schlüsselempfehlungen

	Empfehlung	Empfehlungsgrad
12	Für eine KPTBS nach ICD-11 sollte die psychotherapeutische Behandlung mit einer Kombination traumafokussierter Techniken erfolgen, bei denen Schwerpunkte auf der Verarbeitung der Erinnerung an die traumatischen Erlebnisse und/oder ihrer Bedeutung liegen (siehe Empfehlung 5) sowie auf Techniken zur Emotionsregulation und zur Verbesserung von Beziehungsstörungen im Sinne der Bearbeitung dysfunktionaler zwischenmenschlicher Muster. LoE: 2a Abstimmungsergebnis: 21/24 (87 %)	**B**

Hintergrund der Evidenz

In einer systematischen Literaturrecherche zur Leitlinie konnten anhand der zugrunde gelegten Einschlusskriterien (s. Kapitel Methodik) insgesamt N = 288 randomisierte kontrollierte Studien zur Behandlung der PTBS identifiziert werden. Als Grundlage der hier vorgestellten Evidenz wurden innerhalb dieser Stichprobe Studien mit KPTBS als direkte Zielvariable recherchiert (z. B. DESNOS, geplante ICD-11 Kriterien, developmental trauma, EPCACE) *oder* PTBS als Zielvariable und mindestens zwei zusätzlichen Symptomen aus den folgenden drei Bereichen: Affektregulationsstörung (einschließlich Dissoziationsneigung), negative Selbstwahrnehmung und Beziehungsstörungen (d. h. zwei von drei Symptomclustern spezifisch für KPTBS nach ICD-11). Insgesamt N = 14 solcher Studien konnten ermittelt werden [50, 51, 64, 130–140].

Darstellung der Evidenz

Die N = 14 eingeschlossenen Studien waren sehr heterogen in Bezug auf die therapeutischen Ansätze, die verwendeten Instrumente und weitere methodische Aspekte. Diese reichten von körperorientierter Therapie als Ergänzung zur traumafokussierten Psychotherapie [140] über kognitiv-verhaltenstherapeutische Ansätze [135, 137, 141], Elemente der dialektisch-behavioralen Therapie (DBT) [51] bis zu Kombinationen aus Skills zur Emotionsregulation und Expositionsverfahren [50, 64]. Es wurden sowohl Einzel- als auch Gruppenansätze sowie Kombinationen aus beiden untersucht. Kontrollgruppen bestanden aus einer reinen Wartegruppe [50,

131, 134, 137, 138], Treatment-As-Usual (TAU) [51, 132], und Aufmerksamkeits-kontrolle [136] bis zu aktiven Kontrollgruppen [64, 130, 135, 139, 141], die zum Beispiel den zusätzlichen Nutzen von Skills zur Emotionsregulation über den Effekt von Exposition in Sensu hinaus untersuchten [64]. Auch die Stichproben unter-schieden sich: vorwiegend Frauen mit Missbrauchs– und Misshandlungserfahrun-gen in der Kindheit [50, 51, 64, 131, 137, 139–141], vorwiegend männliche Vetera-nen oder aktive Soldaten [130, 132, 136, 138], Frauen mit Erfahrung von Partnergewalt [135] sowie Genozid-Überlebende [134]. Ebenso waren die zusätzli-chen Outcomes neben der PTBS-Symptomatik heterogen und beinhalteten Dissozi-ation, Probleme der Emotionsregulation, Schuldkognitionen, andere kognitive Ver-zerrungen oder interaktionelle Schwierigkeiten.

Auf der Basis der vorliegenden Studien weisen die Ergebnisse darauf hin, dass sich die verwendeten therapeutischen Ansätze gegenüber den Kontrollgruppen, auch bezo-gen auf die zusätzlichen Symptomcluster der KPTBS, effektiv zeigten. Auf Basis ein-zelner methodisch überzeugender Studien können 1) die *Dialektisch-Behaviorale The-rapie* [51], 2) das *Skillstraining zur affektiven und interpersonellen Regulation* (STAIR) [50, 64] und 3) kognitiv-verhaltenstherapeutische Ansätze [137], einschließlich *Cogni-tive Processing Therapy* (CPT) [138, 141], als vielversprechende Ansätze zur Behand-lung komplexer Ausprägungen der PTBS betrachtet werden. Zu 1): In der Studie von Bohus et al. [51] wurden 74 Frauen mit sexuellen Missbrauchserfahrungen in der Kind-heit randomisiert einer stationären DBT-Bedingung mit Einzel- und Gruppensitzungen oder der TAU-Bedingung zugeordnet. Es zeigte sich eine signifikante Reduktion in den Symptomen der PTBS (Clinician-Administered PTSD Scale (CAPS): Hedge's g = 1.35), BPS (Borderline Symptomliste: g = .52) sowie Dissoziationsneigung (Disso-ciative Experience Scale: g = .50). Zu 2): Cloitre et al. [137] untersuchten die Wirksam-keit des phasenbasierten Ansatzes (STAIR) an 162 Frauen, ebenfalls mit Missbrauchs-oder Misshandlungserfahrungen in der Kindheit. Die Patientinnen wurden randomisiert der STAIR-Bedingung oder einer Wartegruppe [50] bzw. einer der drei folgenden Be-dingungen zugeordnet: STAIR/Exposition (bestehend aus je 8 Sitzungen Skillstraining und Exposition) versus zwei aktive Kontrollgruppen: STAIR/Unterstützung oder Un-terstützung/Exposition [64]. In der ersten Studie zeigte sich ein überlegener Effekt in der Behandlungsgruppe auf die Symptomreduktion der PTBS (z. B. Cohen's d = 1.3 im CAPS) sowie in der Affektregulation (Fragebogen: General Expectancy for Negative Mood Regulation Scale (NMRS): d = 1.32) zwischen Prä- und Postmessung [50]. In der zweiten Studie [64] wies die Behandlungsgruppe höhere PTBS-Remissionsraten auf (definiert als totaler Wert im CAPS < 20) im Vergleich zur Kontrollgruppe Unter-stützung/Exposition, sowohl unmittelbar nach Therapieende (Odds Ratio (OR) = 5.67, 95 % KI = 1.11–28.81, p = .04), als auch in den Nachuntersuchungen (OR = 4.23, 95 % KI = 1.42–12.59, p = .01). Hinsichtlich der Affektregulation unterschied sich die Be-handlungsgruppe zur Kontrollgruppe Unterstützung/Exposition erst zu den 3-Monats-(Fragebogen: NMRS, Cohen's d = .45) bzw. 6-Monats- (Cohen's d = .50) Nachunter-suchungen. Ein ähnliches Muster zeigte sich für signifikant geringere interpersonelle Probleme in der Behandlungsgruppe im Vergleich zu beiden Kontrollgruppen, sowohl 3 Monate (Fragebogen: Inventory of Interpersonal Problems, Cohens' d = .63/.73), als auch 6 Monate (Cohen's d = .77/.66) nach Behandlungsende [64]. Zu 3: Die Wirksamkeit Prolongierter Exposition und kognitiver Umstrukturierung im Vergleich zu zwei Kontrollgruppen (Psychoedukation und Wartegruppe) wurde ebenfalls bei 74 erwachsenen Frauen mit sexuellen Missbrauchserfahrungen in der Kindheit untersucht. Frauen in der Behandlungsbedingung wiesen im Vergleich zu beiden Kontrollgruppen im Prä-Post-Vergleich eine geringere PTBS-Symptomatik (CAPS, Cohen's d = .26/1.07), weniger Dissoziationsneigung (Fragebogen: Dissociative Experiences Scale, Cohen's d = .25/.75) sowie kognitive Verzerrungen (Fragebogen: Traumatic Stress Institute Beliefs Scale, Cohen's d = .40/1.64) auf [137].

Insgesamt reicht die aktuelle Literatur noch nicht aus, um spezifischere Empfehlungen zu geben. Weiter ist zu beachten, dass sich aufgrund der Heterogenität der Studien kaum generelle Schlussfolgerungen ziehen lassen. Darüber hinaus liegen aufgrund der Neuheit des Konzepts der KPTBS bislang keine Studien vor, bei denen Patienten mit diagnostizierter KPTBS eingeschlossen und mit Patienten mit PTBS direkt verglichen worden sind.

Von der Evidenz zu den Empfehlungen

Die Empfehlung 12 stützt sich auf die Ergebnisse der systematischen Literaturrecherche im Rahmen der Leitlinienerstellung (s. Kapitel Methodik). Entsprechend dieser Definition konnten 14 RCTs zu Ansätzen bei Patienten mit KPTBS identifiziert werden. Die Studienergebnisse dieser eingeschlossenen Studien mit Patienten mit chronischen interpersonalen Traumatisierungen weisen darauf hin, dass die etablierten Therapien der PTBS auch für Patienten mit KPTBS effektiv die PTBS-Kernsymptomatik reduzieren können.

Der Empfehlungsgrad „B" und der Evidenzgrad „2a" ergeben sich aus dem Vorliegen mehrerer gut geplanter RCTs, die allerdings nur eine mäßige Passung zur neusten Formulierung der KPTBS-Diagnose im ICD-11 haben, sondern die sich im Wesentlichen auf Vorgängerdefinitionen der KPTBS sowie auf KPTBS-relevante Symptomcluster beziehen.

Empfehlungen für künftige Forschung

Die vorliegenden Studien haben zumeist nur spezifische Aspekte der KPTBS oder einzelne Symptomcluster untersucht und nicht die KPTBS als gesamtes Störungsbild. Es ist unklar, inwiefern sich das klinische Bild der KPTBS als eigenständiges Störungsbild durch die therapeutischen Ansätze verbessert hat. Weiter bleibt offen, wie nachhaltig die jeweiligen Symptomverbesserungen sind und es fehlen Untersuchungen zur notwendigen Länge einer Phase der Stabilisierung vor der Exposition in sensu.

Es werden die folgenden Empfehlungen für zukünftige Forschung ausgesprochen:

• Methodisch hochwertige Studien mit der KPTBS als eigenem Störungsbild.

- Studien zur Nachhaltigkeit der Symptomverbesserung.
- Eine Ausweitung von Studien auf andere Stichproben ist zu befürworten. Bisher wurden vorranging Frauen nach sexuellen Missbrauchserfahrungen sowie US-amerikanische Kriegsveteranen untersucht.
- Es bleibt unklar, wie lange in einem Gesamtbehandlungsplan eine Phase der Stabilisierung vor einer Exposition in sensu sein soll. Weitere Untersuchungen sind notwendig.

Komorbide psychische Störungen

Ingo Schäfer, Ulrich Frommberger, Ursula Gast, Johannes Kruse, Astrid Lampe, Annett Lotzin und Olaf Reddemann

Einleitung

Bei den meisten Patienten mit Posttraumatischer Belastungsstörung (PTBS) liegen weitere psychische Störungen vor, am häufigsten affektive Störungen, Angststörungen wie die generalisierte Angststörung und die Panikstörung, somatoforme Störungen und Substanzstörungen. Weiter können PTBS-Patienten zusätzliche Symptome wie Dissoziation und psychotische Symptome, bzw. potenziell gefährdende Verhaltensweisen wie suizidale Handlungen oder Selbstverletzung aufweisen. Epidemiologische Studien der 1990er-Jahre in Australien und den USA wiesen darauf hin, dass etwa 80 % der Personen mit PTBS die Lebenszeitdiagnose mindestens einer weiteren psychischen Störung erfüllten, zwei Drittel erfüllten sogar zwei oder mehr [142, 144]. Diese hohen Komorbiditätsraten bestätigten sich in Folgestudien, etwa der 2007 durchgeführten Welle des Australischen *National Survey* of *Mental Health and Wellbeing* [145]. Darin erfüllten 77 % der Frauen und 86 % der Männer mit PTBS die Lebenszeitdiagnose einer weiteren psychischen Störung, wie einer Angststörung (Frauen: 54 %, Männer: 52 %), affektiven Störung (Frauen: 51 %, Männer: 50 %) oder Substanzstörung (Frauen: 32 %, Männer: 65 %). In einer deutschen Studie von Perkonigg et al. [143] wiesen in einer Bevölkerungsstichprobe von Jugendlichen und jungen Erwachsenen 87,5 % der Personen mit PTBS mindestens eine weitere psychische Störung und 77,5 % sogar zwei oder mehr weitere Störungen auf. Weiter wurden in den letzten Jahren zahlreiche Befunde publiziert, die hohe Raten der PTBS bei Personen mit anderen psychischen Diagnosen deutlich machten. So fanden sich in Bevölkerungsstichproben bei Personen mit emotional instabiler Persönlichkeitsstörung PTBS-Raten von 30 % [146] und bei Personen mit Substanzstörungen Raten von bis zu 33 % [147]. In klinischen Stichproben wurden oft noch höhere Raten einer komorbiden PTBS berichtet, z. B. 15–41 % bei Patientinnen und Patienten mit Substanzstörungen [216] und 33–79 % bei emotional instabiler Persönlichkeitsstörung [148]. In europäischen Studien fanden sich auch bei Patienten mit chronischen Depressionen [149], Zwangsstörungen [150], Erkrankungen aus dem schizophrenen Formenkreis [151] und bipolaren Störungen [152] PTBS-Raten zwischen 12 % und 30 %.

Außerdem wurden bei Patienten mit Traumafolgestörungen i. S. einer PTBS ein erhöhtes wechselseitiges relatives Risiko für ADHS [153] und Schmerzstörungen [154, 155] gefunden. Auch nach leichtem Schädel-Hirn-Trauma findet sich eine erhöhte Rate an PTBS [156].

Modelle zum Zusammenhang

Um das häufige gemeinsame Auftreten von PTBS und weiteren psychischen Störungen zu erklären, wurden verschiedene Hypothesen aufgestellt, die im individuellen Fall von unterschiedlicher Relevanz sein können [157]. So zeigte sich in einer Untersuchung von Koenen et al. [158], dass zumindest bis ins junge Erwachsenenalter bei PTBS-Patienten fast immer bereits zuvor die Diagnose einer anderen psychischen Störung erfüllt war, was die Bedeutung von vorbestehenden psychischen Erkrankungen als Risikofaktor für die Entstehung der PTBS zu unterstützen scheint [31]. So könnte etwa durch Suchtstörungen, Depressionen oder Angststörungen die Schwelle für das Auftreten einer PTBS nach traumatischen Ereignissen gesenkt werden, komorbide Störungen und PTBS aber auch auf gemeinsame Risikofaktoren und Vulnerabilitäten zurück zu führen sein [159]. Andere Befunde unterstützen das sekundäre Auftreten weiterer psychischer Störungen bei Personen mit PTBS, besonders in Bezug auf depressive Störungen und Substanzstörungen [160]. So wird etwa der Konsum von Substanzen zur Bewältigung von PTBS-Symptomen im Sinne der sogenannten „Selbstmedikationshypothese" durch zahlreiche Studien gestützt [161–163]. In Bezug auf depressive Symptome bei der PTBS wird diskutiert, ob diese eher als Teil eines allgemeinen „Posttraumatischen Syndroms" gesehen werden sollten und nicht als eigenständige Störung [164, 165]. Auch Überschneidungen zwischen den diagnostischen Kriterien der PTBS und weiteren psychischen Störungen, im Fall komorbider depressiver Syndrome etwa Anhedonie, Schlaf- und Konzentrationsprobleme, könnten zu den hohen Komorbiditätsraten beitragen [164]. Menschen mit Substanzstörungen und anderen psychischen Erkrankungen weisen ein gegenüber der Allgemeinbevölkerung erhöhtes Risiko für traumatische Erfahrungen und damit auch der PTBS auf [166]. Bei Schmerzstörungen kommt es zu negativer gegenseitiger Beeinflussung von chronischem Schmerz und PTBS [155], die auch auf synergistische Interaktionen in den beteiligten gemeinsamen biologischen Netzwerken zurückgeführt wird.

Auswirkungen komorbider Symptomatik

Die Befundlage zu den Auswirkungen psychischer Komorbiditäten auf die PTBS-Behandlung ist uneinheitlich. In verschiedenen Studien wurde ein Zusammenhang zwischen depressiven Syndromen [167, 168], Generalisierten Angststörungen [169], Alkoholstörungen [170] oder Emotional instabilen Persönlichkeitsstörungen [171] und einem schlechteren therapeutischen Outcome bei PTBS-Patienten berichtet. Andere Untersuchungen fanden keine solchen Zusammenhänge [133, 173, 174]. Bislang ist unklar, ob der Grund dafür in methodischen Unterschieden zwischen den Studien zu suchen ist, oder ob Aspekte, die bei komorbiden Patienten mit einem schlechteren Outcome zusammenhängen, bislang nicht ausreichend verstanden wurden. Dies wird auch dadurch erschwert, dass die Zusammenhänge bzw. Wechselwirkungen zwischen PTBS und komorbiden Syndromen sich – wie oben erwähnt – individuell stark unterscheiden können. Konsistenter scheint die Literatur zum Einfluss einer komorbiden PTBS auf den Verlauf anderer psychischer Störungen. So wurde etwa bei klinischen Stichproben von Patienten mit depressiven Störungen, emotional instabiler Persönlichkeitsstörung, bipolarer Störung und Psychosen aus dem schizophrenen Formenkreis berichtet, dass Betroffene, die zusätzlich eine PTBS aufwiesen, verglichen mit jenen ohne PTBS eine höhere Schwere der jeweiligen Erkrankung, mehr Behandlungsabbrüche und eine insgesamt schlechtere Prognose aufwiesen [175–178]. Besondere Beachtung verdienen Zusammenhänge zwischen komorbiden Störungen und Suizidalität, die bei einem Teil der PTBS-Patienten eine bedeutsame Rolle spielt. Ein Teil des Zusammenhanges zwischen PTBS-Diagnosen und Suizidgedanken bzw. -versuchen wird durch komorbide psychische Syndrome wie Depressionen erklärt [179]. Allerdings zeigte sich bei chronischen PTBS-Patienten, dass depressive Syndrome zwar signifikante Zusammenhänge mit Suizidgedanken zeigten, aber diese noch weit stärker mit der generellen subjektiven Beeinträchtigung durch die Erkrankung assoziiert sind [180]. Eine Studie an einer großen repräsentativen Bevölkerungsstichprobe schließlich fand bei Personen mit PTBS keine Zusammenhänge zwischen depressiven Syndromen, wohl aber zwischen der Diagnose einer Alkoholabhängigkeit und Suizidgedanken bzw. -versuchen [181].

Behandlungsplanung

Da komorbide Erkrankungen bei der PTBS eher die Regel als die Ausnahme darstellen und sich auf die Prognose der Störung auswirken können stellt sich die Frage, inwieweit sie bei der Behandlungsplanung angemessen berücksichtigt werden müssen. Dabei können die Reihenfolge des zeitlichen Auftretens von PTBS und komorbiden Störungen, ihr Schweregrad und wechselseitige Auswirkungen eine Rolle spielen, aber auch die Prioritäten der Patienten und Patientinnen, so dass diese Punkte zunächst sorgfältig exploriert werden sollten [2]. Prinzipiell kann die Behandlung integriert (gleichzeitige Behandlung beider bzw. aller Störungen durch denselben Behandler), sequenziell (Behandlung zunächst einer Störung, dann der anderen), oder parallel erfolgen (gleichzeitige Behandlung der Störungen in unterschiedlichen Behandlungen). Weiter ist auch die Behandlung lediglich einer Störung denkbar, unter der Annahme, dass die andere Störung dann ebenfalls remittiert bzw. deren Behandlung nicht mehr nötig ist. Häufig wird eine integrierte oder parallele Behandlung von PTBS und komorbiden Störungen empfohlen [2, 3], besonders bei Substanzstörungen. In einer Übersicht über Studien zur Behandlung von PTBS und komorbiden Substanzstörungen kamen Van Dam et al. [217] zu dem Ergebnis, dass die gleichzeitige Behandlung, zumindest im Fall traumafokussierter Verfahren, mit besseren Ergebnissen verbunden sei. Studien die unterschiedliche Behandlungsmodi (z. B. sequenzielle und integrierte Behandlung) direkt vergleichen stehen jedoch, wie auch bei anderen Komorbiditäten, bislang noch aus. In Bezug auf komorbide depressive Syndrome wurde häufig berichtet, dass sie sich durch eine effektive Behandlung der PTBS-Symptomatik bessern ließen [182, 183]. Dementsprechend wird bei leichter bis mittelgradiger Depression oft eine vorrangige Behandlung der PTBS empfohlen [1, 3]. Ähnliches trifft auf Patienten mit milden Substanzstörungen zu [2]. Allerdings sollten auch in diesen Fällen die Symptome komorbider Symptome sorgfältig überwacht werden und bei einer ausbleibenden Besserung eine gezieltere Behandlung erfolgen [2]. Eine vorrangige Behandlung der komorbiden Störung wird in der Regel als indiziert angesehen wenn diese, wie es etwa bei schweren Depressionen der Fall sein kann, verhindern, dass Patientinnen und Patienten von der PTBS-Behandlung ausreichend profitieren oder sie angemessen in Anspruch nehmen können [2, 3]. Weiter werden eine Reihe von zusätzlichen Symptomen und Verhaltensweisen, etwa akute Suizidalität, schwere dissoziative Symptome und selbstverletzendes Verhalten in den existierenden Leitlinien als vorrangig für die Behandlung und teilweise auch als Kontraindikationen, zumindest für die traumafokussierte Behandlung der PTBS, angesehen [1, 184]. Wenn eine traumafokussierte Behandlung durchgeführt wurde, so zeigten dissoziative Symptome in verschiedenen Studien negative Zusammenhänge mit deren Effektivität [127, 185]. Die Guidelines der International Society for the Study of Trauma and Dissociation (ISSTD) empfehlen daher eine Ergänzung der PTBS-Behandlung um störungsspezifische Interventionen, die auf alle dissoziativen Symptome abzielen. Insbesondere bei der Dissoziativen Identitätsstörung und partieller Formen derselben wird empfohlen, sie aktiv in die Therapie mit einzubeziehen [186]. In Bezug auf Substanzkonsum wird eine trauma-fokussierte Behandlung erst empfohlen, wenn Patientinnen und Patienten in der Lage sind mit Belastungen umzugehen ohne auf Alkohol oder Drogen zurückgreifen zu müssen und an Therapiesitzungen teilnehmen können ohne unter dem Einfluss von Substanzen zu stehen [3].

Effektivität der PTBS-Behandlung

Aufgrund der Befürchtung, dass komorbide Syndrome bei der PTBS zu einer erhöhten Anzahl unerwünschter Ereignisse führen wurden komorbide Patientinnen und Patienten häufig von Studien zur Behandlung der PTBS ausgeschlossen [187], sodass lange unklar war, ob deren Ergebnisse auf sie übertragbar sind. So fanden Bradley et al. [188] in ihrer Meta-Analyse von 26 randomisierten kontrollierten Studien zur Behandlung der PTBS, dass 46 % davon Patienten mit Suizidgedanken und 60 % Patienten mit schwerer Komorbidität ausgeschlossen hatten. Eine Übersicht von Ronconi et al. [189] zeigte, dass davon besonders Patientinnen und Patienten mit Psychosen (91 %), Substanzabhängigkeit (72 %) und Suizidgedanken (59 %) betroffen waren. Inzwischen befasste sich eine wachsende Zahl von Studien explizit mit der Behandlung von komorbiden Patienten mit PTBS ohne dass sich dabei die früher befürchtete Zunahme von unerwünschten Ereignissen bestätigte [190, 191]. Die Frage ob traumafokussierte oder nicht-traumafokussierte Behandlungsansätze bei PTBS-Patienten mit komorbiden Störungen effektiver sind wird dabei aktuell kontrovers diskutiert. Während manche Autoren zu dem Ergebnis kamen, dass traumafokussierte Verfahren die Symptomatik der PTBS bei Patienten mit komorbiden psychischen Störungen effektiver reduzieren als nicht-traumafokussierte Verfahren [192, 193] konnte dies nicht durchgängig gezeigt werden. So wiesen etwa Simpson et al. [194] darauf hin, dass in verschiedenen Studien zu Patientinnen und Patienten mit Substanzabhängigkeit und PTBS die traumafokussierte Behandlung anderen Ansätzen, etwa supportiver Therapie oder manualisierter Suchtbehandlung [195, 196], nicht überlegen war.

Mehr Forschung in Bezug auf die Effekte und Mechanismen traumafokussierter und nicht-traumafokussierter Verfahren bei PTBS-Patienten mit komorbiden Störungen erscheint deshalb notwendig [3].

Klinische Fragestellungen

- Inwieweit muss die Behandlung der Posttraumatischen Belastungsstörung bei Vorliegen komorbider Störungen adaptiert werden?
- Ergeben sich aus komorbiden Syndromen Kontraindikationen für ein traumafokussiertes Vorgehen?

Schlüsselempfehlungen

	Empfehlung	Empfehlungsgrad
13	Es soll in Diagnostik und Behandlungsplanung berücksichtigt werden, dass komorbide Störungen bei der Posttraumatischen Belastungsstörung eher die Regel als die Ausnahme sind. LoE: nicht anwendbar Abstimmungsergebnis: 27/27 (100 %)	**KKP**
14	Bei der Indikationsstellung zur Traumabearbeitung sind klinische Komorbidität und Stabilität in einem Gesamtbehandlungsplan mit „partizipativer Entscheidungsfindung" zu berücksichtigen. LoE: nicht anwendbar Abstimmungsergebnis: 17/17 (100 %)	**KKP**
15	Potenziell gefährdende Symptome und Verhaltensweisen (z. B. Suizidalität, psychotische Symptome, dissoziative Symptome, Selbstverletzung, Fremdaggression, Substanzkonsum), die zu schwerwiegenden Störungen der Verhaltenskontrolle führen, stellen eine relative Kontraindikation für ein traumafokussiertes Vorgehen dar. LoE: nicht anwendbar Abstimmungsergebnis: 18/22 (81 %)	**KKP**

Hintergrund der Evidenz

In einer systematischen Literaturrecherche zur Leitlinie konnten anhand der zugrunde gelegten Einschlusskriterien (vgl. Kapitel 1) insgesamt N = 288 randomisierte kontrollierte Studien zur Behandlung der PTBS identifiziert werden. Als Grundlage der hier vorgestellten Evidenz zur Behandlung von PTBS-Patienten mit komorbiden Störungen wurden innerhalb dieser Stichprobe Studien recherchiert, deren Einschlusskriterien neben der Diagnose PTBS die Diagnose einer weiteren psychischen Störung aus den ICD-10 Kapiteln F1 – F6 beinhalteten. Insgesamt N = 22 solcher Studien konnten ermittelt werden. Beim überwiegenden Teil (N = 16) handelte es sich um Studien bei Patientinnen und Patienten mit komorbiden Substanzstörungen [172, 195–207, 218, 219]. Weiter konnten N = 2 Studien bei Patienten mit psychotischen Störungen [190, 209], N = 1 Studie bei Patienten mit Depressiven Störungen [210] und N = 3 Studien bei gemischten Stichproben von Patienten mit unterschiedlichen psychischen Störungen wie Depressionen, Emotional-instabiler Persönlichkeitsstörung und psychotischen Störungen [51, 211, 212] identifiziert werden. Jeweils die Hälfte der Studien untersuchten traumafokussierte (N = 11) bzw. nicht-traumafokussierte Behandlungsansätze (N = 11). Sie werden im Folgenden im Überblick dargestellt.

Darstellung der Evidenz

Substanzstörungen

Nicht-traumafokussierte Interventionen: Zu nicht-traumafokussierten Interventionen bei Patientinnen und Patienten mit PTBS und komorbiden Substanzstörungen konnten insgesamt N = 10 Studien identifiziert werden [197, 199–201, 203–207, 219]. Insgesamt N = 6 der Studien untersuchten ein integratives kognitiv-behaviorales Behandlungsprogramm mit einem Fokus auf Psychoedukation und dem Erlernen sicherer Bewältigungsstrategien in Bezug auf die Folgen komplexer Traumatisierungen („Seeking Safety" bzw. „Sicherheit finden") [48]. In vier Studien wurde „Seeking Safety" in einer Dosis von 12–28 Sitzungen mit anderen aktiven Behandlungsprogrammen verglichen. Diese umfassten Rückfallpräventionstraining ([199]; jeweils Einzelbehandlung), ein anderes strukturiertes Programm zur nicht-traumafokussierten Behandlung ([219]; jeweils Gruppenbehandlung) und Psychoedukation zu gesundheitsbezogenen Themen ([206]; jeweils Gruppenbehandlung). In einer Studie wurde „Seeking Safety" zusätzlich zu einer Suchtbehandlung angeboten, die 180 bis 240 Stunden einzel- und gruppenbasierte Interventionen umfasste und mit dieser alleine verglichen [204]. In allen Studien fanden sich vergleichbare Verbesserungen der PTBS-Symptomatik und des Substanzkonsums durch „Seeking Safety" und die jeweiligen Kontrollinterventionen. In einer Studie, die zusätzlich eine Kontrollgruppe mit allgemeiner Behandlung einschloss („Community Care") erwiesen „Seeking Safety" und Rückfallprävention sich dieser Behandlung sowohl in Bezug auf die Verbesserung der PTBS-Symptomatik als auch des Substanzkonsums als überlegen [199]. In einer Studie, in der lediglich 6 Sitzungen „Seeking Safety" in eine vierwöchige Entzugsbehandlung integriert wurden war das Programm der Standardbehandlung nicht überlegen [197]. Eine Studie untersuchte placebokontrolliert den zusätzlichen Effekt einer Behandlung mit Sertralin [200] und fand, dass die Kombination von „Seeking Safety" (M = 6 Sitzungen) und Sertralin einer alleinigen Behandlung mit „Seeking Safety" (M = 7 Sitzungen) in Bezug auf die PTBS-Symptomatik, nicht jedoch den Alkoholkonsum überlegen war.

McGovern et al. [201] verglichen 12–14 Sitzungen eines integrativen Behandlungsprogrammes („Integrated Cognitive Behavioral Therapy"; ICBT), das Psychoedukation zu PTBS und Substanzmissbrauch, kognitive Umstrukturierung und weitere Elemente enthielt, mit einer manualisierten Beratung zu substanzbezogenen Störungen. Dabei fand sich eine signifikant geringere PTBS-Symptomatik 3 Monate nach Behandlungsende in der ICBT-Gruppe. Allerdings war dieser Effekt 6 Monate nach Behandlungsende nicht mehr nachweisbar und es fanden sich zu keinem Zeitpunkt Unterschiede in Bezug auf den Substanzkonsum. In einer größeren Folgestudie, in der ICBT mit manualisierter Suchtberatung und der Standardbehandlung bei einer größeren Stichprobe von Patienten mit PTBS und Substanzstörungen verglichen wurde [207], fanden sich in Bezug auf die primären PTBS- und Sucht-Outcomes keine Unterschiede zwischen den drei Gruppen. Stappenbeck et al. [203] verglichen zwei Interventionen, die einen Schwerpunkt auf kognitive Interventionen, bzw. auf die Akzeptanz belastender Emotionen legten, mit einer neutralen Kontrollbedingung bei Patienten mit Alkoholabhängigkeit und PTBS. Beide Interventionen erwiesen sich in Bezug auf den Alkoholkonsum als der Kontrollbedingung überlegen, zeigten jedoch keine stärkeren Effekte in Bezug auf die PTBS-Symptomatik. Eine Studie von Back et al. [205] schließlich untersuchte den zusätzlichen Effekt von Sertralin auf die PTBS-Symptomatik und den Alkoholkonsum bei einer kleineren Stichprobe von Patienten mit PTBS und alkoholbezogenen Störungen, die eine strukturierte kognitiv-behaviorale Intervention ohne Bezug zu posttraumatischen Störungen erhielten. Dabei fanden sich keine Unterschiede zwischen der Patientengruppe, die Sertralin erhalten hatte, und der Kontrollgruppe. Zusammenfassend kann gesagt werden, dass in keiner der oben genannten Studien die jeweilige nicht-traumafokussierte Intervention anderen manualisierten Behandlungsansätzen, z. B. Rückfallpräventionstraining, in Bezug auf die PTBS-Symptomatik oder den Substanzkonsum klar überlegen war. In zwei Studien war dies in Bezug auf „Community Care" [199] bzw. eine neutrale Kontrollbedingung der Fall [203].

Traumafokussierte Interventionen: Insgesamt N = 6 Studien befassten sich mit traumafokussierten Interventionen bei Patientinnen und Patienten mit PTBS und komorbiden Substanzstörungen. Die meisten dieser Studien [195, 198, 202, 218] untersuchten Varianten der Prolongierten Exposition, die teilweise in integrativen Behandlungsprogrammen mit suchttherapeutischen Interventionen kombiniert wurde. Eine Studie kombinierte zwei Sitzungen Traumaexposition mit kognitiven Interventionen in Bezug auf die Folgen traumatischer Ereignisse [196] und eine Studie setzte eine Schreibexposition ein [172]. Coffey et al. [218] fanden bei einer kleineren Stichprobe (N = 43) von Patienten mit Alkoholabhängigkeit und PTBS, dass die traumafokussierte Intervention im Gegensatz zu einem imaginativen Entspannungsverfahren zu einem signifikanten Rückgang der PTBS-Symptome führte und das Alkoholcraving in Reaktion auf traumabezogene Auslösereize reduzierte. In einer größeren Studie verglichen Coffey et al. [198] bei N = 126 Patientinnen und Patienten mit Substanzstörungen und PTBS die Effekte von 9–12 Sitzungen Prolongierter Exposition, derselben Behandlung mit einer zusätzlichen initialen Sitzung zur Erhöhung der Motivation der Teilnehmenden sowie einer Kontrollbedingung, die 9–12 Sitzungen Psychoedukation zu allgemeinen Gesundheitsthemen umfasste. Alle Gruppen erhielten zudem eine sechswöchige Standardbehandlung im Suchtbereich. In Bezug auf die Reduktion der PTBS-Symptomatik zeigten sich die beiden Interventionen, die Prolongierte Exposition beinhalteten, der psychoedukativen Intervention überlegen, nicht jedoch in Bezug auf die Reduktion des Substanzkonsums. Foa et al. [195] verglichen bei N = 165 Patientinnen und Patienten mit Alkoholabhängigkeit und PTBS die Effekte von bis zu 12 Sitzungen Prolongierter Exposition mit und ohne zusätzlicher Behandlung mit Naltrexon mit den Effekten einer supportiven Beratung, ebenfalls mit und ohne zusätzliche Naltrexonbehandlung. Während sich die PTBS-Symptomatik bei allen vier Gruppen in vergleichbarem Ausmaß reduzierte, zeigte sich eine stärkere Reduktion der Trinktage in den beiden Gruppen, die zusätzlich Naltrexon erhalten hatten. Mills et al. [202] verglichen bei N = 103 Patientinnen und Patienten mit PTBS und Substanzstörungen die im Suchtbereich übliche Standardbehandlung mit einer zusätzlichen 13 Sitzungen umfassenden integrativen Behandlung, die kognitiv-behaviorale Suchtinterventionen mit Prolongierter Exposition verbindet („Concurrent Treatment of PTSD and Substance Use Disorders using Prolonged Exposure"; COPE). In beiden Gruppen zeigte sich eine signifikante Reduktion der PTBS-Symptomatik zu Behandlungsende und bei einem 6-Monats-Follow-up. Während sich zu Behandlungsende keine Unterschiede zwischen den Gruppen fanden, war die Reduktion in der COPE-Gruppe 6 Monate nach Behandlungsende signifikant stärker ausgeprägt. Unterschiede in Bezug auf den Substanzkonsum fanden sich nicht. In der Studie von Sannibale et al. [196] hingegen fanden bei N = 62 Patientinnen und Patienten mit PTBS und alkoholbezogenen Störungen keine Unterschiede in Bezug auf die PTBS-Symptomatik zwischen der Gruppe, die bis zu 12 Sitzungen einer integrierten Behandlung mit Traumaexposition erhalten hatte und der Kontrollgruppe, die eine kognitiv-behaviorale Intervention zur Reduktion des Alkoholkonsums erhalten hatte. In Bezug auf den Alkoholkonsum war die reine Suchtintervention der integrierten Behandlung dabei überlegen. In einer kleineren Studie untersuchten Van Dam et al. [172] bei (N = 34) Patientinnen und Patienten mit PTBS und Substanzstörungen die Effekte einer Schreibexposition, die zusätzlich zu einem intensiven, 6–12-wöchigen Suchtbehandlungsprogramm angeboten wurde. Drei Monate nach Behandlungsende fanden sich keine signifikanten Unterschiede in Bezug auf die PTBS-Symptomatik zwischen beiden Gruppen. In der Expositionsgruppe fand sich jedoch ein signifikanter Rückgang der erfüllten PTBS-Diagnosen, was in der Kontrollgruppe nicht der Fall war. Unterschiede in Bezug auf die erfüllten Suchtdiagnosen fanden sich nicht. Zusammenfassend kann gesagt werden, dass sich in einem Teil der oben genannten Studien eine stärkere Reduktion der PTBS-Symptomatik bzw. der PTBS-Diagnosen durch die traumafokussierte Behandlung fand [172, 198, 202, 218], während dies in anderen nicht der Fall war [195, 196]. In Bezug auf den Substanzkonsum fanden sich, abgesehen von der Überlegenheit der Vergleichsintervention in einer Studie [196] keine Unterschiede.

Depressive Erkrankungen

Die bislang einzige Studie, in die explizit Patienten mit komorbider schwerer Depression eingeschlossen wurden [210], untersuchte die Effekte von 14 Sitzungen einer kognitiv-behavioralen Gruppentherapie für depressive Störungen mit einer psychoedukativen Kontrollbedingung bei N = 101 männlichen Veteranen mit chronischer PTBS. In Bezug auf die depressive Symptomatik zeigte sich zu Therapieende eine Überlegenheit der kognitiv-behavioralen Behandlung mit kleiner Effektstärke, die zum Follow-up-Zeitpunkt nicht mehr nachzuweisen war. Eine Überlegenheit in Bezug auf die PTBS-Symptomatik zeigte sich nicht.

Psychotische Störungen

Inzwischen untersuchten zwei Studien die Effekte traumafokussierter Interventionen bei Patientinnen und Patienten mit PTBS und Psychosen aus dem schizophrenen Formenkreis [190, 209]. In der ersten Studie wurde bei N = 155 Patientinnen und Patienten die Prolongierte Exposition (PE), Eye Movement Desensitization and Reprocessing (EMDR) und eine Wartelisten-Bedingung miteinander verglichen [190]. In der Studie von Steel [209] wurde bei einer kleineren Stichprobe von N = 61 Patienten ein von Mueser et al. [212] entwickeltes Programm, das sich auf kognitive Interventionen in Bezug auf die Bedeutung traumatischer Ereignisse konzentriert, mit der psychiatrischen Routineversorgung verglichen. In dieser Studie fanden sich im zeitlichen Verlauf Symptomreduktionen in beiden Behandlungsgruppen, jedoch kein zusätzlicher Effekt der kognitiven Interventionen auf PTBS-Symptome oder die psychotische Symptomatik. In der Studie von Van den Berg et al. [213] fanden sich hohe Effektstärken für die beiden Traumaexpositionsverfahren in Bezug auf die PTBS-Symptomatik 6 und 12 Monate nach Therapieende. Auch in Bezug auf die psychotische Symptomatik, etwa paranoides Denken, zeigten sich in den beiden Interventionsgruppen signifikante Reduktionen [214]. Zudem zeigten sich in den beiden Interventionsgruppen signifikant weniger unerwünschte Ereignisse oder Symptomexazerbationen als in der Kontrollgruppe [215].

Gemischte Stichproben

Drei Studien untersuchten gemischte Stichproben von Patienten mit unterschiedlichen psychischen Störungen wie affektiven Störungen, emotional-instabiler Persönlichkeitsstörung und psychotischen Störungen [51, 211, 212]. In allen zeigten sich verglichen mit „Treatment as usual" bzw. einer Wartelisten-Kontrollgruppe signifikant größere Effekte in Bezug auf die PTBS-Symptomatik. Ein Behandlungsprogramm kombinierte Methoden der Dialektisch Behavioralen Therapie (DBT) mit traumaspezifischen kognitiven und expositionsbasierten Interventionen [51], während ein weiteres kognitive Interventionen in Bezug auf die Bedeutung traumatischer Ereignisse einsetzte [211, 212]. Bohus et al. [51] verglichen die Effekte eines 12-wöchigen intensiven stationären DBT-Programmes, das auch expositionsbasierte Interventionen beinhaltete, mit einer Wartelisten-Kontrollbedingung. Die insgesamt N = 74 weiblichen Teilnehmerinnen wiesen eine PTBS nach sexueller Gewalt der Kindheit auf sowie mindestens eine komorbide Störung wie Essstörungen, Depressionen oder Emotional-instabile Persönlichkeitsstörungen. In der Interventionsgruppe zeigte sich 3 Monate nach Behandlungsende eine signifikant stärkere Reduktion der PTBS-Symptome mit großer Effektstärke. Mueser et al. [211, 212] untersuchten N = 105 bzw. N = 201 ambulante Patientinnen und Patienten mit affektiven Störungen und Psychosen, von denen ein Teil auch die Kriterien der Emotional-instabilen Persönlichkeitsstörung erfüllten. Die jeweilige Interventionsgruppe erhielt 12–16 Sitzungen der von ihnen untersuchten kognitiven Intervention, die Kontrollgruppe lediglich die übliche psychiatrische Behandlung bzw. zusätzlich eine drei Sitzungen umfassende psychoedukative Intervention. In beiden Studien fand sich eine signifikant größere Reduktion der PTBS-Symptome in der Interventionsgruppe zum Ende der Behandlung und bei den Follow-up-Zeitpunkten mit kleiner bis mittlerer Effektstärke.

Von der Evidenz zu den Empfehlungen

Zur Beantwortung der klinischen Fragestellungen zum Thema Komorbidität, etwa nach Kontraindikationen für ein traumafokussiertes Vorgehen, konnten die oben dargestellten Studien keinen direkten Beitrag leisten. Kontrollierte Untersuchungen, die sich mit den Auswirkungen spezifischer Kontraindikationen befassen, sind bislang nicht vorhanden und aus ethischen Gründen auch kaum durchführbar. Bei den Empfehlungen in diesem Kapitel handelt es sich daher um klinische Konsenspunkte, die aufgrund der klinischen Erfahrung der Mitglieder der Leitliniengruppe als ein Standard in der Behandlung empfohlen werden, zu dem keine experimentelle wissenschaftliche Erforschung möglich oder angestrebt ist.

Empfehlungen für künftige Forschung

Es werden die folgenden Empfehlungen für zukünftige Forschung ausgesprochen:

- Studien zu differenziellen Effekten von traumafokussierten und nicht-traumafokussierten Behandlungselementen, sowie den komobiditätsbezogenen Interventionen.
- Studien zum Vergleich gleichzeitiger (paralleler und integrativer) bzw. zeitlich aufeinanderfolgender (sequenzieller) Behandlungsstrategien.
- Studien zu den differenziellen Effekten von Psycho- und Pharmakotherapie bei komorbiden Störungen.
- Studien zur effektiven Dosis der jeweiligen psychotherapeutischen Interventionen.
- Studien zu den längerfristigen Auswirkungen der Interventionen auf die einzelnen komorbiden Störungen, ihren Interaktionen und dem Verlauf.

Behandlung der PTBS bei Kindern und Jugendlichen

Rita Rosner, Jana Gutermann, Markus A. Landolt,
Paul Plener und Regina Steil

*Unter Mitarbeit von: Rainer Böhm, Volker Mall, Fanja Riedel-Wendt, Kerstin
Stellermann-Strehlow, Annette Streeck-Fischer, Marcella Woud*

Inhaltsverzeichnis

© Ingo Schäfer, Ursula Gast, Arne Hofmann, Christine Knaevelsrud, Astrid Lampe,
Peter Liebermann, Annett Lotzin, Andreas Maercker, Rita Rosner, Wolfgang Wöller 2019
I. Schäfer et al. (Hrsg.), *S3-Leitlinie Posttraumatische Belastungsstörung*,
https://doi.org/10.1007/978-3-662-59783-5_3

PTBS bei Kindern und Jugendlichen

Traumatische Ereignisse und Häufigkeit der PTBS

Die Definition traumatischer Ereignisse laut DSM-5, ICD-10 und ICD-11 unterscheidet sich nicht wesentlich für Erwachsene, Kinder oder Jugendliche. Eine Ausnahme bildet die DSM-5-Definition für Kinder unter 6 Jahren, bei der die Rolle der Bezugspersonen betont wird. Mehr als die Hälfte aller Kinder und Jugendlichen erleben eines oder mehrere potenziell traumatische Ereignisse [220–222], bevor sie das Erwachsenenalter erreichen. Die Häufigkeit solcher Ereignisse ist in hohem Maße von den sozialen, gesellschaftlichen und umweltbezogenen Rahmenbedingungen abhängig, in welchen das Individuum aufwächst. In Ländern, in denen Bürgerkriege, hohe soziale Ungerechtigkeit oder ein Risiko für Umweltkatastrophen bestehen, sind die Raten für das Erleben traumatischer Ereignisse und in der Folge dann auch für traumabezogene Störungen erhöht. In einer Metaanalyse, die auch Daten aus nicht repräsentativen Studien enthielt, fanden Alisic und Kollegen [223], dass im Durchschnitt 15,9 % der Kinder und Jugendlichen, die einem potenziell traumatischen Ereignis ausgesetzt waren, eine PTBS entwickeln (konditionale Prävalenz). In einer repräsentativen deutschen Studie [143] berichten 25,5 % der männlichen und 17,7 % der weiblichen Befragten (zwischen 14 und 24 Jahren), bereits ein traumatisches Ereignis erlebt zu haben, bei einer PTBS-Lebenszeitprävalenz von 1,3 %. Eine repräsentative Erhebung an US-amerikanischen Jugendlichen im Alter von 13 bis 17 Jahren ergab, dass 62 % der Jugendlichen ein traumatisches Ereignis erlebt hatten, und fand eine Lebenszeitprävalenz für eine PTBS von 4,7 % [222]. In einer Schweizer Studie [221] berichteten 56 % der befragten Schüler im Alter zwischen 14 und 16 Jahren, traumatische Ereignisse erlebt zu haben. Die Kriterien für eine aktuelle PTBS nach DSM-IV-Kriterien erfüllten 4,2 % aller Befragten. Mädchen, im Vergleich zu Jungen, waren in allen drei Studien mehr als doppelt so häufig von einer PTBS betroffen.

Störungsbild und Verlauf

Aktuell beziehen sich fast alle publizierten Behandlungsstudien auf die DSM-IV-Kriterien [224], die ein Symptom aus dem Bereich Wiedererleben, drei aus dem Bereich Vermeidung und zwei aus dem Bereich Übererregung forderten. Längsschnittuntersuchungen zum unbehandelten Verlauf der PTBS sind selten, deuten aber zumindest für eine Teilgruppe eine hohe Stabilität der Symptomatik an. Scheeringa et al. [225] untersuchten Vorschulkinder zu drei Zeitpunkten über zwei Jahre hinweg und fanden eine hohe Stabilität der Symptome. Eine PTBS-Diagnose zum ersten Zeitpunkt (vier Monate nach dem Trauma) sagte den Grad der Beeinträchtigung zwei Jahre später voraus. Osofsky et al. [226] identifizierten in der Folge von Naturkatastrophen (z. B. Hurrikan, Ölkatastrophe) vier Trajektorien im Verlauf von vier Jahren: 52 % der mehr als 4000 untersuchten Kinder (3 bis 12 Jahre) zeigten stabil niedrige Symptome, eine zweite Gruppe zeigte eine starke

Rückentwicklung von Symptomen (21 %), eine dritte Gruppe zeigte zunehmend mehr Symptome (18 %) und eine vierte Gruppe zeigte stabil hohe Symptome (9 %). Während die Gesamtsymptomschwere der kompletten Stichprobe stabil blieb, veränderten sich die Verläufe von 39 % der Befragten, wobei insgesamt 27 % hohe PTBS-Symptome nach vier Jahren zeigten. Diese unterschiedlichen Verläufe verdeutlichen die Notwendigkeit der Beobachtung traumatisierter Kinder, auch wenn diese kurz nach dem Trauma unauffällig hinsichtlich einer PTBS sind. Andererseits zeigen sie aber auch, dass sich ein substanzieller Teil der Kinder ohne Intervention erholt. Bestimmte potentiell traumatische Ereignisse, besonders wenn sie chronischer interpersoneller Natur sind (wie etwa sexueller oder physischer Missbrauch) können mit einer Reihe schwerer psychischer Störungen, Verhaltensproblemen und körperlichen Erkrankungen im Erwachsenenalter assoziiert sein [227–229].

Komorbidität

Häufig liegen zu einer PTBS auch komorbide Störungen vor. Perkonigg et al. [143] fanden, dass 87,5 % der Jugendlichen und jungen Erwachsenen mindestens eine weitere, 77,5 % zwei oder mehr zusätzliche Diagnosen ausbilden. In einer Metaanalyse von 25 longitudinalen Studien zur psychischen Gesundheit von Kindern und Jugendlichen, die Naturkatastrophen überlebt haben, betrug die PTBS-Rate bis zu 95 % und jene der Depression lag zwischen 1,6 und 81 % [230]. Eine besonders hohe Rate an Komorbiditäten (88,6 %) wurde auch bei Vorschulkindern gefunden, die vom Hurrikan Katrina betroffen waren [231]. Die häufigsten Komorbiditäten in dieser Studie waren die Störung des Sozialverhaltens (60,6 %), Depressionen (57,1 %), ADHS (33 %) und Angststörungen (33,3 %).

Über alle Altersgruppen hinweg werden damit eine Reihe von internalisierenden und externalisierenden Störungen isoliert oder als Komorbidität beschrieben [220]. Die australischen Leitlinien [3] fassen die häufigsten komorbiden Störungen altersbezogen zusammen (siehe Tab. 1). Während Angststörungen, Depression und ADHS in allen Altersgruppen häufig komorbid auftreten, finden sich einige Diagnosen altersspezifisch vermehrt, wie etwa Trennungsängste im Vorschulalter oder Selbstverletzung und Substanzmissbrauch bei Jugendlichen.

Tab. 1 Häufige komorbide Erkrankungen und Verhaltensauffälligkeiten übersetzt und ergänzt von Rosner & Unterhitzenberger [234, 235]

Vorschulkinder	Grundschulkinder	Jugendliche
Oppositionelles Trotzverhalten	Angststörungen	Angststörungen
Trennungsangst	Depression	Depression
ADHS	ADHS	Suizidale Vorstellungen
Depression	Störungen des Sozialverhaltens	Selbstverletzung
Spezifische Phobien		Substanzabhängigkeit
Störungen des Sozialverhaltens		Störungen des Sozialverhaltens

Unterschieden werden Komorbiditäten, die dem Auftreten der PTBS vorausgehen, von solchen, die sekundär in Erscheinung treten. In der oben erwähnten Studie von Perkonigg et al. [143] mit einer Stichprobe im Alter zwischen 14 und 24 Jahren stellten Depressionen (62,5 %), Drogenmissbrauch oder -abhängigkeit (65,9 %), Nikotinabhängigkeit (60,0 %) und Agoraphobie mit oder ohne Panikstörung die häufigsten sekundär auftretenden Störungen dar. Die häufigsten Störungsbilder, die einer Traumatisierung bzw. PTBS vorausgingen, waren einfache Phobie (71 %), somatoforme Störungen (64 %), und soziale Phobien (62,2 %). Multimorbidität ist besonders nach chronischer interpersoneller Traumatisierung eher die Regel als die Ausnahme [232, 233].

Differentialdiagnostik

Differentialdiagnostisch muss die PTBS von anderen Störungen abgegrenzt werden, die in der Folge von schweren Belastungen auftreten können im Kap. „Trauma- und Stressstörungen" der ICD-11 zusammengefasst sind. Es sind dies die komplexe PTBS, die Anpassungsstörung, die anhaltende Trauer-Störung, die reaktive Bindungsstörung sowie die Beziehungsstörung mit Enthemmung. Für die Abgrenzung der PTBS gegenüber diesen Störungen ist es zwingend, die Symptomatik der Kinder und Jugendlichen mittels standardisierter und validierter Erhebungsinstrumente sehr genau zu erheben. Die akute Belastungsreaktion, die im ICD-10 noch als Diagnose für die Akutphase nach einem traumatischen Ereignis vorgesehen war, ist im ICD-11 nicht mehr als psychische Störung aufgeführt.

Weiter muss bei der Differentialdiagnose im Kindes- und Jugendalter berücksichtigt werden, dass einige der Übererregungssymptome der PTBS (z. B. Konzentrationsprobleme, Reizbarkeit, Wutausbrüche) insbesondere bei kleinen Kindern fälschlicherweise als Symptome einer Aufmerksamkeitsdefizit-Hyperaktivitäts-Störung (ADHS) oder dann im Grundschul- und Jugendalter auch als Störung des Sozialverhaltens interpretiert werden können. Für die Abgrenzung ist es hier zentral, in der Anamnese sehr genau den zeitlichen Ablauf der Symptomatik zu evaluieren. Nur Symptome, die sich nach einem traumatischen Ereignis entwickeln, können durch dieses verursacht sein. Außerdem sind Symptome des Wiedererlebens und der Vermeidung nicht Teil einer ADHS und sind ebenfalls nicht typisch für eine Störung des Sozialverhaltens. Ausgeprägte Symptome des Wiedererlebens (z. B. Flashbacks, schwere dissoziative Symptome) können schließlich auch fälschlicherweise mit Symptomen einer Psychose verwechselt werden. Die Abgrenzung hiervon ist allerdings bei fundierter Diagnostik gut möglich. Im Jugendalter ist die PTBS von einer Borderline-Persönlichkeitsstörung abzugrenzen, die sich auch in der Folge chronischer Traumatisierung entwickeln kann.

Risikofaktoren: In einer Metaanalyse zu den Risikofaktoren für die Entwicklung einer PTBS in Kindheit und Jugend [236] zeigten sich für die demographischen und prätraumatischen Faktoren kleine bis mittlere Zusammenhänge (z. B. weibliches Geschlecht, niedriger sozioökonomischer Status, psychische Störung der Eltern). Für die subjektive Bewertung des Ereignisses (peritraumatisch; z. B.

wahrgenommene Lebensgefahr, Angst während des Ereignisses) und posttraumatischen Variablen (z. B. PTBS nach dem Ereignis, Vermeidung, Gedankenunterdrückung) zeigten sich mittlere bis große Effekte.

Diagnostik der PTBS bei Kindern und Jugendlichen

Einleitung

Die Diagnose der PTBS im Kindes- und Jugendalter sollte nach klinischen Kriterien erfolgen und sich auf die allgemeinen Grundlagen altersgerechter klinisch-psychologischer Diagnostik stützen [237]. Sie erfolgt auf der Basis des klinischen Befunds im Rahmen einer diagnostischen Exploration des Kindes (Gespräch, Spiel, Verhaltensbeobachtung) und wird durch eine weiterführende operationalisierte Diagnostik in Form von Interviews und/oder Fragebögen ergänzt (Selbst- und Eltern- bzw. Fremdurteil). Im Kindes- und Jugendalter ist die Erhebung einer differenzierten Anamnese sowie der aktuellen familiären und schulischen Bedingungen von besonderer Bedeutung. Fragen in Bezug auf das Erleben spezifischer potenziell traumatischer Ereignisse sollen im Rahmen der Befunderhebung auch bei Kindern und Jugendlichen explizit gestellt werden (Traumaanamnese). Weiter ist aufgrund der hohen Rate an komorbiden Störungen und Symptomen nach Traumaexposition (vgl. Abschn. „Diagnostik der Posttraumatischen Belastungsstörung") auch im Kindesalter darauf zu achten, dass die Diagnostik breit erfolgt und sich nicht nur auf die spezifischen Symptome der PTBS beschränkt. Weil Eltern insbesondere die internalisierenden Symptome ihrer Kinder häufig unterschätzen, ist immer eine Exploration des Kindes selbst nötig [238–240]. Wichtig ist bei der Diagnostik zudem die Erfassung der funktionellen Einschränkungen, welche zwingend in der Beurteilung mitberücksichtigt werden müssen.

Diagnostische Kriterien nach ICD und DSM

Zu erwähnen ist, dass die aktuellen ICD-10 Kriterien sowie die bisher verfügbaren Informationen für ICD-11 bezüglich der PTBS-Diagnose und -Symptome (sowie der Komplexen PTBS) keine Spezifika für Kinder beinhalten, d. h. keine entwicklungsabhängig verschiedene Ausprägung der Symptomatik berücksichtigen [241]. Im DSM-5 hingegen werden kindspezifische Symptome erwähnt, die bereits in der Textrevision davor eingeführt worden waren. Die DSM-IV-Diagnose galt ursprünglich als a) zu streng für Kinder und Jugendliche, da viele schwer beeinträchtigte Kinder und Jugendliche die Diagnoseschwelle nicht erreichten; b) schwer zu erheben und daher invalide (z. B. Erfassung von Intrusionen im Vorschulalter) und c) als zu insensitiv für kinderspezifische Symptomformen [242]. In der Folge wurden im DSM-IV TR [243] Modifikationen für Kinder über 6 Jahren vorgenommen, die zum Beispiel spezifizierten, dass sich Intrusionen auch im wiederholten Spiel zeigen können, dass Träume nach einem traumatischen Ereignis nicht notwendigerweise traumaspezifische Inhalte enthalten müssen, oder dass sich dissoziative Reaktionen wie etwa Flashbacks auch als Reinszenierungen im Spiel zeigen können. Diese Modifikationen blieben im DSM-5 erhalten. Weiterhin wurden, basierend auf den Vorarbeiten von Scheeringa et al. [244, 245] die Kriterien für Kinder im Alter von 6 Jahren und jünger weniger streng formuliert: Neben dem Vorliegen eines traumatischen Ereignisses gemäß Kriterium A müssen mindestens ein Symptom aus dem Bereich Wiedererleben, aber nur ein Symptom aus dem Bereich Vermeidung *oder* dem Bereich negativer kognitiver und affektiver Veränderungen vorliegen sowie zwei Symptome der Übererregung.

Aufgrund der aktuellen Befundlage ist jedoch davon auszugehen, dass die PTBS-Diagnose bzw. Reaktionen auf traumatische Erfahrungen im Vorschulalter mit den vorhandenen Kriterien und Störungsdefinitionen wahrscheinlich nicht adäquat erfasst werden können. So qualifizieren sich zum Beispiel gemäß aktueller Definition Ereignisse wie psychische Gewalt, Vernachlässigung oder Bindungstrauma, die alle im jungen Alter häufig sind, nicht als Trauma gemäß ICD oder DSM.

Mangelhaft abgebildet wird außerdem auch die PTBS von Kindern im Alter zwischen 7 und 13 Jahren, die häufig nicht das Vollbild der Störung erfüllen. Epidemiologische Studien mit dieser Altersgruppe zeigen niedrigere PTBS-Raten als im Erwachsenenalter, während die Auftretenswahrscheinlichkeit eines traumatischen Ereignisses bereits hoch ist, so dass davon auszugehen ist, dass die Diagnosekriterien eine schlechte Passung für Kinder dieses Alters haben [246]. Viele Behandlungsstudien schließen daher auch Kinder und Jugendliche ein, die zwar eine hohe Belastung mit posttraumatischen Symptomen zeigen, aber nicht in allen Symptomclustern die erforderlichen Kriterien erfüllen. Damit wird bei Nicht-Erfüllen des Vollbildes einer PTBS die funktionelle Beeinträchtigung als Entscheidungskriterium für die Indikation einer Psychotherapie deutlich wichtiger. Solche Beeinträchtigungen zeigen sich im sozialen und zwischenmenschlichen Bereich, in Schule, Ausbildung und Familie, sowie im Umgang mit den Gleichaltrigen und in romantischen Beziehungen. Internationale Leitlinien, wie etwa die aktuellen NICE-Leitlinien berücksichtigen daher Interventionsstudien mit Kindern und Jugendlichen, wenn mindestens 70 % der Stichprobe eine PTBS erfüllen.

Instrumente zur Erfassung der Symptomatik

Aktuell sind in deutscher Sprache zwei strukturierte Interviews zur Diagnosestellung erhältlich, außerdem eine Reihe von Instrumenten zur Erfassung des Schweregrads der Symptomatik bzw. solche, die sich als Screening eignen. Viele der unten genannten Instrumente beziehen sich aktuell noch auf DSM-IV und ICD-10, sodass erst in den kommenden Jahren mit der Anpassung der Messinstrumente auf die jeweils aktuell gültigen Formen der Diagnostikmanuale zu rechnen ist. Nach Möglichkeit sollten insbesondere bei Menschen mit Fluchterfahrung muttersprachliche Instrumente eingesetzt werden, um bei unzureichenden Deutschkenntnissen die Validität der Diagnostik zu erhöhen.

Kinder-DIPS PTBS-Modul (Interview)

Das *Diagnostische Interview bei psychischen Störungen im Kindes- und Jugendalter* (Kinder-DIPS) [247] ist ein strukturiertes Interview sowohl zur direkten Befragung des Kindes bzw. Jugendlichen im Alter von 6 bis 18 Jahren als auch zur Befragung der Eltern. Die beiden Versionen nehmen je ungefähr 60 Minuten in Anspruch. Das Kinder-DIPS ermöglicht die Diagnose psychischer Störungen gemäß DSM-5 und ICD-10, die Erfassung der auslösenden Faktoren sowie die durch die Störung bedingte Beeinträchtigung in verschiedenen Lebensbereichen. Das Verfahren gliedert sich in folgende drei Teile:

- Screeningteil zur Erfassung der im Vordergrund stehenden Probleme der letzten sechs Monate
- Spezieller Teil zur Erfassung der spezifischen psychischen Störungen
- Abschnitt zur Erhebung der psychiatrischen Anamnese und Familienanamnese

Die Testgütekriterien des Kinder-DIPS sind befriedigend bis sehr gut. Das Verfahren enthält auch ein Modul zur Erhebung der Symptomatik der PTBS und ist deshalb zur traumaspezifischen Diagnostik im Kindes– und Jugendalter geeignet. Der Vorteil des Kinder-DIPS liegt darin, dass bei Durchführung des gesamten Interviews, das Vorhandensein komorbider Störungen ebenfalls erhoben werden kann.

Interview zur Erfassung von Belastungsstörungen bei Kindern und Jugendlichen (IBS-KJ) (Interview)
Die von Steil und Füchsel [248] publizierten *Interviews zu Belastungsstörungen bei Kindern und Jugendlichen* (IBS-KJ) enthalten ein Modul zur Erfassung der PTBS (IBS-P-KJ). Hier handelt es sich um die deutschsprachige Version der *Clinician Administered PTSD Scale for Children and Adolescents* (CAPS-CA), welches auf den PTBS-Kriterien des DSM-IV beruht und bei Kindern und Jugendlichen im Alter von 7 bis 18 Jahren eingesetzt werden kann [249].
Das Kind wird im Interview zunächst zur Präsenz traumatischer Ereignisse in der Anamnese und zu seinen damit zusammenhängenden Gedanken und Gefühlen befragt. Danach werden alle Symptome der posttraumatischen Belastungsstörung gemäß DSM-IV einzeln erhoben, einschließlich der Zusatzsymptome für Kinder. Spezielle einführende Übungen mit Beispielen machen das Kind mit Ablauf und Struktur des Interviews vertraut. Zudem sind für jede Fragestellung je nach Alter und Bildungsstand des Kindes alternative Formulierungs- und Erklärungsmöglichkeiten vorgesehen. Die einzelnen Symptome sollen vom Kind jeweils nach ihrer Häufigkeit und Intensität auf einer fünfstufigen Skala eingeschätzt werden. Zum besseren Verständnis werden dem Kind zur Beantwortung der Fragen visuell analoge Skalen vorgelegt, welche die Antwortmöglichkeiten verdeutlichen. Neben der momentanen und/oder der Lebenszeit-Diagnose einer PTBS ermöglicht diese Skala auch eine Einschätzung des Schweregrades der PTBS sowie eine Beurteilung der Auswirkungen auf wichtige Lebensbereiche. Auch für die einzelnen Symptombereiche (Wiedererleben, Vermeidungsverhalten, Übererregung) können Mittelwerte bestimmt werden, die Auskunft über den Schweregrad der einzelnen Symptomcluster ermöglichen. Psychometrische Untersuchungen weisen dem IBS-P-KJ zufriedenstellende bis sehr gute Ergebnisse zu, so dass man von einer gesicherten Reliabilität und Validität des Instrumentes ausgehen kann. Die aktuelle englischsprachige Version für das DSM-5 liegt vor und beinhaltet auch die entsprechenden Items für

den neu eingeführten Cluster D [250]. Allerdings liegt derzeit noch keine Validierung vor. Eine deutsche Übersetzung wurde von der Arbeitsgruppe Traumatologie der Kinderpsychiatrie Ulm erstellt [251].

UCLA PTSD Reaction Index
Der University of California at Los Angeles Posttraumatic Stress Disorder Reaction Index von Pynoos und Steinberg [252] steht in zwei Versionen zur Verfügung:

- Version für Kinder und Jugendliche (6–18 Jahre): Selbsteinschätzung
- Elternversion: Fremdeinschätzung

Diese Instrumente können sowohl im Interview- als auch im Fragebogenformat (Einzel-, Gruppensetting) angewandt werden. Allerdings wird empfohlen, die Version für Kinder und Jugendliche stets im Rahmen eines Interviews anzuwenden, um sicher zu stellen, dass die Fragen korrekt verstanden werden. Die Durchführungsdauer beträgt zwischen 20 und 30 Minuten.

Das Instrument ist in folgende Teile gegliedert:

- Teil 1: Mit Hilfe von 15 Fragen wird die Trauma-Anamnese erhoben
- Teil 2: Die PTBS-Symptomatik gemäß DSM-5 (Symptomcluster B, C, D und E) wird mit Hilfe von 31 Items auf einer 5-stufigen Häufigkeitsskala für den letzten Monat erfasst, welche dem Kind zum besseren Verständnis als visuell analoge Skala vorgelegt wird. Zusätzlich zu den DSM-Symptomen werden auch Schuldgefühle sowie die Angst vor einem Wiederauftreten des Traumas erhoben
- Teil 3: Mit insgesamt 8 Items werden die funktionalen Beeinträchtigungen im Alltag des Kindes erfragt

Die Auswertung kann kategorial und dimensional erfolgen. Bei der kategorialen Auswertung wird die Erfüllung der Kriterien überprüft, um so die Diagnose einer PTBS zu stellen. Bei der dimensionalen Auswertung wird durch Summierung der einzelnen Itemwerte ein Schweregradscore für die Kriterien B bis E sowie ein Gesamtwert errechnet, welcher die Einstufung eines Schweregrades der Störung ermöglicht. Allerdings gibt es hierfür bis jetzt noch keine validierten Cut-off-Werte. In Bezug auf die Testgütekriterien ist das neue DSM-5 Instrument und insbesondere auch die deutsche Version noch nicht ausreichend überprüft. Die interne Konsistenz sowie die Test-Retest-Reliabilität der DSM-IV Vorgängerversion waren ausgezeichnet, und die Validität war ebenfalls gesichert [253–255]. Die autorisierte deutsche Fassung dieses Verfahrens kann bei Steinberg (UCLA) bezogen werden.

Essener Trauma-Inventar für Kinder und Jugendliche (ETI-KJ)
Das *Essener Trauma-Inventar für Kinder und Jugendliche* [256] ist ein Verfahren zur Erfassung der PTBS bei Jugendlichen im Alter von 12 bis 17 Jahren. Es liegt in einer Selbst- und einer Fremdbeurteilungsversion mit je 43 Items vor, die Bearbeitungszeit beträgt ungefähr 15 Minuten. Erfasst werden potenziell traumatische Ereignisse sowie die Symptome der PTBS gemäß den Kriterien des DSM-IV. Der erste Teil be-

steht aus einer Trauma-Checkliste mit 12 vorgegebenen Ereignissen. Im zweiten Teil soll eine zeitliche Einordnung des schlimmsten Ereignisses erfolgen. Acht weitere Fragen erfassen die DSM-Kriterien A1 (Bedrohung der physischen Integrität) und A2 (subjektive Reaktion). Die darauffolgenden 23 Fragen gehen auf die aktuelle Symptomatik ein. Anschließend werden im vierten Teil des Bogens zwei Fragen zur zeitlichen Einordnung der Symptome gestellt (Kriterium E) und im fünften Teil die symptombedingten funktionellen Einschränkungen im Alltag (Kriterium F).

Die Auswertung des ETI-KJ erlaubt sowohl die kategoriale Diagnose einer PTBS gemäß DSM-IV als auch anhand von Cut-off-Werten die Feststellung eines Schweregrades der Störung. Das ETI-KJ wurde an einer Stichprobe von 276 Jugendlichen aus Deutschland einer eingehenden Validierung unterzogen [256]. Es fanden sich dabei gute bis sehr gute Reliabilitätskennwerte. Insbesondere für die Gesamtskala des ETI-KJ ergab sich eine sehr hohe interne Konsistenz. Auch die Konstruktvalidität scheint gesichert.

Child and Adolescent Trauma Screen (CATS)

Der *Child and Adolescent Trauma Screen (CATS)* von Sachser et al. [257] ist ein auch in deutscher Sprache vorliegendes Verfahren zur Erfassung der PTBS gemäß DSM-5 bei Kindern und Jugendlichen im Alter von 7–17 Jahren. Es liegt in einer Selbst- und Fremdeinschätzungsform vor und ist in drei Teile gegliedert. Zunächst wird mit einer Liste von 15 Items das Vorliegen eines traumatischen Ereignisses abgefragt. Anschließend werden mittels 20 Fragen auf einer 4-stufigen Häufigkeitsskala die Symptome einer PTBS erfasst. Im letzten Teil des CATS wird mit fünf Items das Vorliegen funktionaler Einschränkungen in wichtigen Lebensbereichen erfasst. Der CATS hat sich bei einer umfangreichen psychometrischen Überprüfung in drei Ländern (USA, Deutschland und Norwegen) basierend auf insgesamt 475 Selbstberichten und 424 Fremdberichten sowohl in der Selbst- als auch in der Fremdeinschätzungsform als reliables und valides Instrument gezeigt [257]. Für die Gesamtskala ergab sich eine sehr hohe interne Konsistenz und auch die Konstruktvalidität konnte bestätigt werden. Versionen in verschiedenen Sprachen, darunter auch häufige Sprachen nach Europa geflüchteter Menschen, wie arabisch, etc. liegen vor (kostenfreie Downloads unter http://treatchildtrauma.de/cats-child-and-adolescent-trauma-screening-free-download/). Eine Version des CATS zur Erfassung der komplexen PTBS nach ICD-11 ist derzeit in der Erprobung.

Trauma Symptom Checklist for Children (TSC-C)

Die *Trauma Symptom Checklist for Children* (TSC-C) von Briere [258] ist ein international weit verbreitetes Instrument zur Erfassung eines breiten Spektrums an Symptomen nach Traumaexposition. Im Gegensatz zu anderen Verfahren werden nicht nur PTBS-Symptome erhoben, sondern auch die häufigsten komorbiden Symptome. Insgesamt 54 Items lassen sich zu 6 Skalen zusammenfassen, welche Wut, Angst, Depression, Dissoziation, Depression und sexuelle Auffälligkeiten erheben. In der originalen Fassung wird das Instrument bei Kindern und Jugendlichen im Alter von 8 bis 18 Jahren eingesetzt und ist für dieses Alter auch sehr umfassend validiert. Seit kurzem liegt nun auch eine deutsche Version von Matulis und Kollegen [259, 260] vor, welche für das Alter von 13 bis 21 Jahren psychometrisch überprüft wurde. Dabei bestätigten sich die internationalen Befunde, dass die TSC-C ein valides und reliables Instrument zur Erfassung eines breiten Spektrums an Traumafolgesymptomen ist.

Klinische Fragestellungen

- Auf welche Weise soll bei Kindern eine differenzierte Traumanamnese erhoben werden?
- Nach welchen Kriterien sollte eine PTBS im Kindes- und Jugendalter diagnostiziert werden?
- Auf welche Quellen sollte sich die Informationsgewinnung für die Diagnostik beziehen?
- Wie soll bei der Diagnosestellung vorgegangen werden?
- Welche weiteren Symptome und Verhaltensprobleme sollten abgeklärt werden?

Schlüsselempfehlungen

	Empfehlung	Empfehlungsgrad
16	Die Erhebung einer differenzierten kindlichen Traumaanamnese in Form eines Selbst- und eines Fremdberichtes sollte Teil der Befunderhebung bei allen psychodiagnostischen Abklärungen im Kindes- und Jugendalter sein. Dabei soll ein altersadäquates Vorgehen gewählt werden und es soll der familiäre und kulturelle Kontext berücksichtigt werden. Zur Erhebung der Traumaanamnese sollten die entsprechenden Fragen aus den validierten PTBS-Erhebungsinstrumenten verwendet werden (z. B. IBS-KJ, CATS, UCLA Reaction Index). Bei Vorliegen eines oder mehrerer potenziell traumatischer Ereignisse soll eine PTBS-Diagnostik durchgeführt werden. LoE: nicht anwendbar Abstimmungsergebnis: 24/24 (100 %)	**KKP**
17	Die Diagnostik soll nach klinischen Kriterien (nach jeweils gültiger Version von ICD/DSM) erfolgen. Dabei sollen funktionelle Einschränkungen in der Beurteilung mitberücksichtigt werden. LoE: nicht anwendbar Abstimmungsergebnis: 22/23 (96 %)	**KKP**
18	Zur Informationsgewinnung sollen Eltern (und/oder Bezugspersonen und/oder andere nahestehende Familienmitglieder) und Kinder/Jugendliche befragt werden. LoE: nicht anwendbar Abstimmungsergebnis: 23/23 (100 %)	**KKP**
19	Bei positiver Traumaanamnese sollten PTBS-spezifische Screening-Verfahren eingesetzt werden. Bei der Diagnosestellung sollten strukturierte klinische Interviews eingesetzt werden. Zur Unterstützung können psychometrische PTBS-spezifische Tests verwendet werden. LoE: nicht anwendbar Abstimmungsergebnis: 24/24 (100 %)	**KKP**

	Empfehlung	Empfehlungsgrad
20	Bei Kindern und Jugendlichen mit PTBS sollten potenziell gefährdende Symptome (z. B. eine mangelnde Affektregulation, mangelnde Impulskontrolle, dissoziative Symptome, Substanzmissbrauch, Selbstverletzungen, Suizidalität, Störungen des Sozialverhaltens) diagnostisch abgeklärt werden. LoE: nicht anwendbar Abstimmungsergebnis: 20/23 (87 %)	**KKP**

Hintergrund der Evidenz

Die Empfehlungen zur Diagnostik beruhen einerseits auf den Publikationen zu den oben in Abschn. „Instrumente zur Erfassung der Symptomatik" erwähnten, aktuell in deutscher Sprache verfügbaren Erhebungsinstrumenten (Psychometrik) und andererseits auf der aktuellen Literatur zum diagnostischen Vorgehen bei Kindern und Jugendlichen sowie zur Übereinstimmung von Kind- und Elterneinschätzungen der kindlichen PTBS-Symptomatik. In die Beurteilung der Evidenz eingeflossen sind auch die Empfehlungen der britischen NICE Leitlinien („NICE Guideline" Nr. 26; National Institute for Clinical Excellence, [1] sowie die australischen Leitlinien [3]).

Darstellung der Evidenz

Psychometrie

Die Informationen zur Reliabilität und Validität der einzelnen Erhebungsinstrumente (klinische Interviews, Fragebögen) finden sich in Abschn. „Instrumente zur Erfassung der Symptomatik" Es zeigt sich, dass die DSM-basierten Instrumente für Kinder ab dem Alter von ca. 6 Jahren psychometrisch hinreichend überprüft sind und in der Regel eine befriedigend bis gute Validität und Reliabilität aufweisen. Allerdings fehlt es aktuell im deutschsprachigen Raum an psychometrisch überprüften Verfahren zur Erhebung der PTBS bei Kindern, die jünger als 6 Jahre sind. Entsprechend muss die Diagnose der PTBS bei diesen jungen Kindern immer auch eine klinische Einschätzung beinhalten, welche die altersabhängige Symptompräsentation der PTBS und das Ausmaß der funktionellen Einschränkungen mitberücksichtigen.

Erhebung der Trauma-Anamnese und der Traumasymptomatik

In den Practice Parameters der Amerikanischen Gesellschaft für Kinder- und Jugendpsychiatrie (American Academy of Child and Adolescent Psychiatry [261]) wird als Minimalstandard für jede diagnostische Abklärung die Erhebung einer Traumanamnese empfohlen, auch wenn das Kind nicht explizit wegen einer Traumafolgestörung zugewiesen wurde. Diese Empfehlung beruht auf epidemiologischen Befunden, die zeigen, dass die Prävalenz von potenziell traumatischen Ereignissen bereits im Kindes- und Jugendalter relativ hoch ist und mehr als die Hälfte der Alterspopulation betrifft (vgl. Abschn. „Einleitung"). Die bei Fachpersonen verbreitete Angst, Kinder direkt nach potenziell traumatischen Ereignissen und damit zusammenhängenden Symptomen zu fragen, ist unbegründet. Es gibt zumindest aus dem Forschungskontext keine Hinweise, dass bei altersentsprechendem und adäquatem Vorgehen das Kind durch eine solche Befragung übermäßig belastet wird oder sogar eine Retraumatisierung erfolgt [262, 263].

Selbst- vs. Fremdeinschätzung

Wie bei anderen Störungsbildern stellt sich auch bei der PTBS die Frage, inwieweit Fremdeinschätzungen der Symptome, z. B. durch die Eltern, valide und in der Diagnosestellung zu berücksichtigen sind. Die Forschungslage hierzu ist relativ einheitlich und zeigt, dass die Übereinstimmung von Kind- und Elternurteil relativ gering ist, und dass Eltern die PTBS-Symptomatik ihres Kindes, besonders die internalisierenden Symptome, tendenziell unterschätzen [238–240]. Dies erschwert insbesondere bei jungen Kindern, die noch nicht selbst zu ihrer Symptomatik befragt werden können, die Diagnosestellung. Hier muss auf die Verhaltensbeobachtung als Methode zurückgegriffen werden, ergänzt durch Beschreibungen von Bezugspersonen aus verschiedenen Kontexten. Die aktuellen britischen („NICE Guideline" Nr. 26; National Institute for Clinical Excellence [1]) und australischen Leitlinien [3], sowie die Richtlinien der amerikanischen psychiatrischen Gesellschaft (American Academy of Child and Adolescent Psychiatry; AACAP [261]) empfehlen, wenn immer möglich, sowohl Kind als auch Eltern zur Traumaexposition und PTBS-Symptomatik zu befragen. Die Diagnose einer PTBS sollte in der Regel nicht allein aufgrund einer Elterneinschätzung erfolgen.

Von der Evidenz zu den Empfehlungen

Bei allen oben zur Diagnostik genannten klinischen Konsenspunkten handelt es sich um einen Konsens der Mitglieder der Leitliniengruppe, die auf Einzelstudien zu diagnostischen Themen und der klinischen Erfahrung basieren.

Empfehlungen für künftige Forschung

Es werden die folgenden Empfehlungen für zukünftige Forschung ausgesprochen:

- Untersuchung der PTBS und anderer Traumafolgestörungen im Alter von 0–3 Jahren um valide, reliable und ökonomische Diagnosekriterien und Instrumente zu entwickeln.
- Untersuchung der im ICD-11 formulierten Diagnose PTBS und Komplexe PTBS im Kindesalter. Dies beinhaltet sowohl die Validierung der Kriterien als auch die Entwicklung diagnostischer Instrumente und deren klinischen Nutzen.
- Untersuchung, Übersetzung und Validierung von Diagnosen und Diagnoseinstrumenten im interkulturellen Kontext.

Behandlung der PTBS bei Kindern und Jugendlichen

Einleitung

Ähnlich wie bei Erwachsenen liegen verschiedene psychotherapeutische Interventionen vor, die in kontrollierten Therapiestudien untersucht wurden. Psychotherapeutische Behandlungstechniken können *traumafokussierten* und *nicht-traumafokussierten* Interventionen zugeordnet werden. Weiterhin gibt es Verfahren, die spezifisch für Kinder- und Jugendliche entwickelt wurden (TF-KVT nach Cohen, Mannarino & Deblinger [264]) und Adaptionen von Behandlungsprotokollen, die ursprünglich für Erwachsene entwickelt und dann altersangemessen adaptiert wurden (z. B. EMDR; NET; CPT). Bei der Wahl eines Verfahrens müssen zum einen das Entwicklungsalter des Kindes/Jugendlichen und zum anderen die aktuellen Lebensumstände berücksichtigt werden. Das Entwicklungsalter ist entscheidend für die Wahl der Methoden (z. B. Malen vs. Schreiben) und damit auch der sprachlichen Komplexität des Vorgehens. Dies spiegeln z. B. die Arbeitsblätter zu kognitiven Interventionen sowohl in Gestaltung als auch in Sprache wider. Weiterhin beeinflusst das Lebensalter auch den Umfang des Einbezugs der Eltern bzw. der Bezugspersonen. Je jünger die Kinder, desto dringender ist dies notwendig, um die Kinder in der Umsetzung des in der Therapie Gelernten unterstützen zu können. Die bisher untersuchten Manuale unterscheiden sich im Ausmaß des Einbezuges der Bezugspersonen allerdings beträchtlich. Während in der TF-KVT nach Cohen, Mannarino und Deblinger [264] 50 % der Therapiezeit für Bezugspersonen verwendet wird, beziehen andere Manuale die Eltern nur zu ein bis zwei Terminen mit ein (z. B. EMDR, Narrative Expositionstherapie für Kinder (KIDNET)). Weiterhin liegen nur wenige Studien für die Altersgruppe zwischen 14–18 Jahren vor, so dass unklar bleibt, welche Therapieansätze hier erfolgversprechend sind. Einzeluntersuchungen liegen für die Prolongierte Exposition [265, 266] und die entwicklungsangepasste Kognitive Verarbeitungstherapie (E-KVT; engl. "Developmentally adapted Cognitive Processing Therapy", D- CPT) [267] vor, und zeigen eine hohe Wirksamkeit.

Traumafokussierte Interventionen sind definiert als Therapieansätze, bei denen der Schwerpunkt auf der Verarbeitung der Erinnerung an das traumatische Ereignis und/oder der Veränderung seiner Bedeutung für das heutige Leben liegt [1, 39]. Dabei wurden in der Literatur verschiedene Varianten untersucht.

Die erste Gruppe von Behandlungsmanualen basiert auf den Prinzipien der *Traumafokussierten Kognitiven Verhaltenstherapie* (Tf- KVT) und beinhaltet üblicherweise als zentrale traumafokussierte Techniken imaginative Exposition in Bezug auf die Traumaerinnerung, narrative Exposition, Exposition in vivo und/oder kognitive Umstrukturierung in Bezug auf traumabezogene Überzeugungen. Zu den am besten untersuchten spezifischen Ansätzen innerhalb der Kognitiven Verhaltenstherapie gehören

1) das spezifische Manual mit dem Namen Traumafokussierte Kognitive Verhaltenstherapie (TF-KVT; nicht zu verwechseln mit dem generischen Überbegriff Tf-KVT für verschiedene kognitiv-verhaltenstherapeutische Interventionen) nach Cohen, Mannarino & Deblinger [264].
2) die Prolongierte Exposition [269],

3) die Kognitive Therapie [270]
4) die Kinderversion der Narrativen Expositionstherapien (KIDNET) [271]
5) die entwicklungsangepasste Kognitive Verarbeitungstherapie (E-KVT; engl. "Developmentally adapted Cognitive Processing Therapy", D-CPT [267;268]).

Innerhalb der Traumafokussierten Kognitiven Verhaltenstherapie unterscheiden sich die einzelnen Ansätze u. a. in der Dosis, in der Betonung und Umsetzung expositionsorientierter vs. kognitiver Techniken, im Anteil der Elternbeteiligung und in Bezug auf den angenommenen Hauptwirkmechanismus (Gedächtnisveränderungen, kognitive Umstrukturierung, Habituation).

Eye Movement Desensitization and Reprocessing (EMDR) [272]; als altersangepasstes Behandlungsmanual [273] ist ebenfalls traumafokussiert und hat als Elemente die umfassende Aktualisierung einer pathogenen Erinnerung, deren Nachverarbeitungsprozess durch den Aufbau eines dualen Fokus mittels bilateraler Stimulation und kurze Expositionsphasen.

Nicht-traumafokussierte Interventionen sind definiert als Therapieansätze, deren Fokus nicht auf der Verarbeitung der Erinnerung an das traumatische Ereignis und/oder seiner Bedeutung liegt. Stattdessen liegt ein Schwerpunkt solcher Ansätze auf der Vermittlung von Fertigkeiten der Emotionsregulation (z. B. Entspannung) und/oder des Umgangs mit posttraumatischen Belastungssymptomen (Psychoedukation). Diese Interventionen können supportiv sein oder gehören anderen Therapieschulen an (z. B. non-direktive Beratung, Hypnotherapie). Psychodynamische Ansätze bearbeiten traumatische Szenarien im Spiel oder als integrierte Traumamodule in der therapeutischen Arbeit.

Phasenbasierte Ansätze: Einige Therapiekonzepte kombinieren bzw. mischen traumafokussierte und nicht-traumafokussierte Techniken, häufig in einem phasenbasierten Vorgehen. Dazu gehört die entwicklungsangepasste Kognitive Verarbeitungstherapie (E-KVT [267]) bei der ein motivationsförderndes und ein Modul zur Emotionsregulation, das aus Bestandteilen der dialektisch-behavioralen Therapie für die Posttraumatische Belastungsstörung [274] besteht, vor einer intensiven Kognitiven Verarbeitungstherapie (CPT) durchgeführt wird. Bei *Skillstraining zur affektiven und interpersonellen Regulation/Narrative Therapie* (STAIR/NT) [275] handelt es sich um einen zweiphasigen Ansatz, der für Erwachsene mit einer PTBS nach Missbrauch in Kindheit und Jugend entwickelt wurde. Die Adaptation für Jugendliche (STAIR/NT for Adolescents; STAIR/ NT-A) ist eine kognitiv-behaviorale Intervention, die aus einem Fertigkeitentraining, das etwa 8–12 Sitzungen dauert, gefolgt von 4–8 Sitzungen eines narrativen Moduls besteht [276].

Aber auch Stepped Care-Modelle wurden in Einzelfällen untersucht, wie etwa von Salloum et al. [277], in denen ein Grundmodul bestehend aus drei Therapiestunden, wöchentlichen Telefonkontakten zwischen Eltern und Therapeuten und Psychoedukation, mit TF-KVT kombiniert wurde.

Da Kinder- und Jugendliche gut über die Schule erreicht werden können, wurde eine Reihe von Studien im Schulsetting durchgeführt. Diese Interventionen können zwar meistens den oben genannten Behandlungstechniken zugeordnet werden, unterscheiden sich aber in Häufigkeit, Dauer und der Art der Durchführung (meist in der Gruppe) von den Standardprotokollen. Zudem sind sie häufig auf die Akutphase nach einem Monotrauma beschränkt [278].

Klinische Fragestellungen

- Sollen Psychopharmaka eingesetzt werden?
- Welche psychotherapeutischen Behandlungsansätze sind wirksam?
- Sollen Eltern oder Bezugspersonen in die psychotherapeutische Behandlung mit einbezogen werden?
- Inwiefern ist der Entwicklungsstand bei der psychotherapeutischen Behandlung von Kindern und Jugendlichen zu berücksichtigen?
- Welche Elemente sollten in der psychotherapeutischen Behandlung berücksichtigt werden?
- Welche weiteren Problem- und Symptombereiche sollen berücksichtigt werden?
- Auf welche Weise sollen bestehende Komorbiditäten und schwerwiegende Verhaltensprobleme in der Psychotherapie berücksichtigt werden?
- Auf welche Weise soll eine aktuelle Gefährdung des Kindes/Jugendlichen in der Behandlung berücksichtigt werden?

Schlüsselempfehlungen

	Empfehlung	Empfehlungsgrad
21	Eine Psychopharmakotherapie soll in der Therapie der PTBS bei Kindern und Jugendlichen nicht eingesetzt werden. Insbesondere sollen wegen ihres Suchtpotenzials keine Benzodiazepine eingesetzt werden. LoE 1b- Abstimmungsergebnis: 20/24 (83 %)	**A**
22	Eine traumafokussierte Psychotherapie soll jedem Kind/ Jugendlichem mit PTBS angeboten werden. Bei der PTBS im Kindes- und Jugendalter ist die traumafokussierte kognitive Verhaltenstherapie die Behandlung erster Wahl. LoE 1a- Abstimmungsergebnis: 22/23 (95 %)	**A**
23	Eltern oder Bezugspersonen sollten in die Behandlung mit einbezogen werden. LoE 2a Abstimmungsergebnis: 22/23 (95 %)	**B**
24	Der Entwicklungsstand des Kindes/Jugendlichen soll berücksichtigt werden. LoE: nicht anwendbar Abstimmungsergebnis: 23/23 (100 %)	**KKP**
25	Für eine Komplexe PTBS (laut ICD-11-Vorschlag definiert) sollte die psychotherapeutische Behandlung mit einer Kombination traumafokussierter Techniken erfolgen, bei der Schwerpunkte auf der Verarbeitung der Erinnerung an die traumatischen Erlebnisse und/oder ihrer Bedeutung liegen sowie auf Techniken zur Emotionsregulation und zur Verbesserung von Bindungsproblemen. LoE: nicht anwendbar Abstimmungsergebnis: 23/23 (100 %)	**KKP**

	Empfehlung	Empfehlungsgrad
26	Ergänzend zu traumafokussierten Interventionen sollen weitere Probleme und Symptombereiche abgeklärt und in der Behandlung berücksichtigt werden, wie z. B. das Risiko weiterer Viktimisierung bei Opfern von Gewalt, Aggressivität, Trauerprozesse, soziale Neuorientierung, Neubewertung, Selbstwertstabilisierung. LoE: nicht anwendbar Abstimmungsergebnis: 23/23 (100 %)	**KKP**
27	Bei schwerwiegenden komorbiden Störungen bzw. Symptomen und akuter Suizidalität können vor dem Einsatz traumafokussierter Interventionen geeignete Interventionen zur Therapie dieser Störungen durchgeführt werden.[1] LoE: nicht anwendbar Abstimmungsergebnis: 21/23 (91 %)	**KKP**
28	Zu Beginn der Behandlung sollte die aktuelle Gefährdung des Kindes bzw. des Jugendlichen (z. B. anhaltende Bedrohung durch Täter) abgeklärt werden. Bei anhaltender Bedrohung sollen geeignete Maßnahmen zur Sicherung des Kindeswohles vorrangig ergriffen werden. LoE: nicht anwendbar Abstimmungsergebnis: 23/23 (100 %)	**KKP**

Hintergrund der Evidenz

Psychopharmakotherapie der PTBS bei Kindern und Jugendlichen

Die zur Psychopharmakotherapie der PTBS des Kindes- und Jugendalters gegebenen Empfehlungen basieren auf international verfügbaren Leitlinien und Cochrane Reviews in der jeweiligen aktuellsten vorliegenden Form [1, 82, 261]. Hetrick et al. [82] untersuchten in einem Cochrane-Review metanalytisch die Frage der Wirksamkeit einer Kombination von Pharmakotherapie und Psychotherapie der PTBS bei Erwachsenen sowie Kindern und Jugendlichen im Vergleich mit der Wirksamkeit der jeweiligen Interventionsarten einzeln. Nur eine Studie mit 24 Patienten im Kindes- und Jugendalter ging in diese Analyse ein. Zur Beurteilung der Wirksamkeit der Pharmakotherapie wurden daher auch qualitative Literaturreviews herangezogen. Ergänzt wurden diese Empfehlungen um eine systematische Literaturrecherche in der 276 potenziell relevante Arbeiten identifiziert und gescreent wurden (s. Kapitel Methodik). Daraus erfolgte ein Einschluss relevanter systematischer Reviews [6–9]. Aktuelle Einzelarbeiten auf RCT-Niveau (Erscheinungsjahr seit 2005), die in der älteren NICE Guideline oder den Parametern der AACAP (American Academy of Child and Adolescent Psychiatry) nicht berücksichtigt waren, wurden ebenfalls eingepflegt [10–13].

---

[1] Zur Behandlung der akuten Suizidalität wird u.a. auf die entsprechende Leitlinie der AWMF verwiesen [1, 82, 261, 278].

Psychotherapie der PTBS bei Kindern und Jugendlichen
Diesem Unterkapitel liegen die beiden zum Zeitpunkt der Abfassung der Leitlinie verfügbaren alle Verfahren und alle Traumatypen umfassendsten Metaanalysen aus dem Jahr 2016 zugrunde [14, 15]. Gutermann und Kollegen [14] inkludierten in ihre Metaanalyse insgesamt 135 Studien zur Psychotherapie bei Kindern und Jugendlichen mit PTBS-Symptomatik. Damit gingen die Daten von insgesamt 9562 Patienten aus sowohl unkontrollierten als auch randomisiert kontrollierten Studien ein. Morina und Kollegen [15] nahmen die Ergebnisse von 41 randomisierten kontrollierten Studien zur Psychotherapie von Kindern und Jugendlichen mit PTBS-Symptomen mit insgesamt 4184 Patienten in ihre Metaanalyse auf – unkontrollierte Studien wurden hier nicht berücksichtigt.

Um einen möglichst aktuellen Überblick über die beiden Meta-Analysen mit Suche über 2014 bzw. 2015 hinaus zu erhalten, wurde am 15.09.2016 eine Nachsuche nach bis zu diesem Zeitpunkt neu veröffentlichten Studien durchgeführt. Diese Nachsuche ergab, dass sich mit den Suchkriterien aus der Meta-Analyse von Gutermann und Kollegen 12 weitere Studien ergeben, die einem genaueren Screening unterzogen wurden. Keine dieser Studien wurde zusätzlich aufgenommen, da die Studien entweder bereits in die Meta-Analyse von Morina und Kollegen eingeflossen waren oder aus verschiedenen Gründen nicht die Einschlusskriterien erfüllten (lagen nicht in englischer oder deutscher Sprache vor, unpassender Altersbereich, Präventions- statt Interventionsstudie).

Darstellung der Evidenz

Pharmakotherapie der PTBS bei Kindern und Jugendlichen
Zusammenfassend lässt sich festhalten, dass die meisten vorliegenden Studien auf RCT-Niveau bei Kindern und Jugendlichen sich mit der Wirksamkeit von Selektiven Serotonin-Wiederaufnahme-Hemmern (SSRIs) befassten.

RCTs fanden sich für die Gabe von Sertralin, Imipramin, Fluvoxamin und Valproat. Für Sertralin zusätzlich zu TF-KVT wurde kein besserer Effekt als Placebo (n = 24) beschrieben [10]. Ebenso zeigte sich in einer placebo-kontrollierten Studie zu Sertralin (n = 131) kein Effekt von Sertralin, der Placebo überlegen war [11]. Imipramin war Placebo in einem RCT (n = 25) in der Reduktion von Symptomen einer Akuten Belastungsreaktion bei akuter Verletzung durch Verbrennung überlegen, jedoch wurde keine Aussage über eine PTBS-Symptomatik getroffen [280]. In einem weiteren RCT bei minderjährigen Verbrennungsopfern (n = 60) wurde Imipramin mit Fluoxetin und Placebo verglichen [12]. Es zeigte sich ein Trend für eine bessere Wirkung von Fluoxetin>Imipramin>Placebo auf eine akute Belastungssymptomatik, jedoch kein signifikanter Unterschied. Eine Wirkung auf mögliche PTBS-Symptome wurde nicht beschrieben [12]. In einem RCT bei Jugendlichen mit einer Störung des Sozialverhaltens wurde Valproat eingesetzt (n = 71; 12 davon mit PTBS), wobei sechs Teilnehmer in eine Hochdosis- und sechs Teilnehmer in eine Niederdosisgruppe eingeteilt wurden. Ein besseres Ergebnis beim CGI-S zeigte sich in der Hochdosisgruppe, ein Vergleich vs. Placebo wurde nicht durchgeführt [13].

Insgesamt zeigte sich bei der Gabe von SSRIs im Kindes- und Jugendalter zumeist eine gute Wirksamkeit sowohl in der aktiven Medikamenten- wie auch in der Placebogruppe, ohne signifikanten Unterschied gegenüber Placebo. SSRIs sind die Medikamentenklasse mit der höchsten Anzahl an Studien, in denen eine Effektivität berichtet wurde (jedoch häufig auch nicht placebokontrolliert), während für andere Stoffgruppen (Benzodiazepine, MAOIs, Antipsychotika, Lamotrigin, Inositol) auch negative Ergebnisse berichtet wurden [82].

In Übereinstimmung mit diesen Daten empfehlen die vorhandenen Leitlinien eine psychotherapeutische Behandlung der PTBS als erste Wahl bei Kindern und Jugendlichen und sprechen keine Empfehlung hinsichtlich einer psychopharmakologischen Behandlung der PTBS im Kindes- und Jugendalter aus. Medikamentöse Behandlung wird bei Auftreten von relevanten komorbiden psychischen Erkrankungen oder mangelnder Verfügbarkeit von Psychotherapie leitliniengerecht in den AACAP Parameters [261] angeregt. Eine neue Entwicklung stellen psychopharmakologische Studien zur „sekundären Prävention" einer PTBS nach einem Trauma dar. Auch hier besteht jedoch keine ausreichende Evidenz für eine klare Empfehlung, ebenso wenig wie im Fall der Therapieaugmentation mit D-Cycloserin, die nur einen geringen zusätzlichen Effekt zeigen konnte (PTBS-Symptomreduktion unter D-Cycloserin und CBT nicht ausgeprägter als in KVT+Placebo; Trend zu schnellerer Symptomreduktion während den expositionsbasierten Sitzungen und bessere Aufrechterhaltung der Verbesserung der Unaufmerksamkeit zwischen Beendigung der Therapie und 3 Monate Follow-up) [281].

Psychotherapie der PTBS bei Kindern und Jugendlichen

Die Australischen Leitlinien für PTBS [3] kommen für Kinder mit PTBS zu den folgenden Empfehlungen:

- Die Behandlung der Wahl für Kinder und Jugendliche mit PTBS ist die traumafokussierte kognitive Verhaltenstherapie. Entwicklungsangemessene Behandlungsprotokolle sind verfügbar und sollen verwendet werden, statt Behandlungsprogramme für Erwachsene anzupassen.
- Die Effektivität von EMDR bei Kindern mit PTBS ist weniger gut abgesichert.
- Eltern und Betreuer sollen, wenn möglich, in die Behandlung einbezogen werden.
- Schulen und Gesundheitsversorger sollen sich im Vorgehen abstimmen, um eine optimale Zuweisung und Behandlung zu gewährleisten.
- Psychopharmaka sollen weder als primäre Intervention noch als Adjunkt ein Teil der Versorgung von Kindern und Jugendlichen mit PTBS sein.

Die klinischen Handlungsempfehlungen der britischen Leitlinien („NICE Guideline" Nr. 26; National Institute for Clinical Excellence [1]) decken sich mit denen aus Australien. Auch dort wird beim Vorliegen einer PTBS grundsätzlich eine traumafokussierte KVT empfohlen, die dem Alter, dem Entwicklungsstand und den Lebensumständen der Kinder angepasst ist und zwar explizit auch dann, wenn der PTBS ein sexueller Missbrauch zugrunde liegt (Evidenzgrad B). Und ebenso wird aktuell keine pharmakologische Behandlung empfohlen (Evidenzgrad C). In einem Update im Juni 2015 konnten zwar eine Reihe weiterer Studien identifiziert werden, diese führten aber nicht zu veränderten Empfehlungen.

Metaanalysen: Im derzeit aktuellsten Cochrane Review untersuchten Gillies et al [282] ausschließlich solche Studien mit Kindern und Jugendlichen, die das Vollbild der PTBS erfüllten. Die Autoren kommen zu den folgenden Schlüssen: Es gibt Evidenz für die Wirksamkeit psychologischer Therapien, insbesondere der KVT, für die Behandlung der PTBS bei Kindern und Jugendlichen bis zu einem Monat nach Therapieende. Zum Zeitpunkt der Analyse gab es keine eindeutige Evidenz für die Überlegenheit einer psychologischen Therapie im Vergleich zu einer anderen. Es ergaben sich auch keine Hinweise darauf, dass nach Erleben einer bestimmten Art von traumatischem Ereignis eine bestimmte Therapie indiziert wäre. Die Befunde des Cochrane Reviews sind allerdings aufgrund der geringen Zahl eingeschlossener Studien (N = 14) eingeschränkt, da seit der Erstellung dieses Cochrane Reviews eine Vielzahl von einschlägigen Studien erschienen ist. Ein weiterer Cochrane-Review der gleichen Arbeitsgruppe [283] fasst Studien zur Behandlung nach einer Traumaexposition zusammen, ist daher dem Bereich Prävention zuzuordnen und wird in dieser Leitlinie zur Behandlung der PTBS nicht vertieft behandelt.

Bei den Leitlinien der WHO (World Health Organization Guidelines for the management of conditions specifically related to stress [4]) handelt es sich um eine Übersicht zu den bis zu diesem Zeitpunkt veröffentlichten Meta-Analysen. Da es sich hier um keine eigenständige Meta-Analyse handelt, wird sie in diesem Kapitel nicht weiter berücksichtigt.

In aktuellen Metaanalysen [14, 15] zur Behandlung von PTBS im Kindes- und Jugendalter konnte gezeigt werden, dass kognitiv behaviorale Therapien (KVT) die am besten untersuchte Therapieform bei PTBS im Kinder- und Jugendalter sind (56 % der eingeschlossenen Studien in Gutermann et al., [14]) und kontrollierte Effektstärken im mittleren bis hohen Bereich für die Reduktion von PTBS-Symptomen erzielen (Morina et al. [15]: TF-KVT vs. Warteliste g = 1.44, TF-KVT vs. Aktive Kontrollgruppen g = 0.66; Gutermann et al. [14]: TF-KVT vs. Warteliste g = 1.39, TF-KVT vs. aktive Kontrollgruppen g = 0.52). Gutermann et al. [14] konnten bei näherer Analyse zudem herausarbeiten, dass insbesondere kognitive und expositionsbasierte Interventionen sowie TF-KVT (nach dem Manual von Cohen et al. [264] oder Deblinger und Heflin [284]) die größten Effekte erzielen. Die neuen Ergebnisse entsprechen daher inhaltlich den australischen und britischen Leitlinien.

Damit können die verschiedenen Formen der traumafokussierten kognitiven Verhaltenstherapie als die Verfahren mit der meisten und besten Evidenz zur Behandlung der PTBS bei Kindern und Jugendlichen gelten. Innerhalb dieser Verfahrensgruppe liegen die meisten randomisierten kontrollierten Studien für das Manual nach Cohen, Mannarino und Deblinger [264] vor. Dieses Manual (sog. TF-KVT) und seine Adaptation wurden auch in einer Vielzahl von Kontexten und Kulturen untersucht.

Im Gegensatz zur Studienlage bei Erwachsenen liegen für EMDR im Kindes- und Jugendalter aktuell zu wenige methodisch gute RCTs vor, so dass EMDR aktuell zwar als vielversprechend gelten kann, aber nicht genügend abgesichert ist.

Auch für die kinderspezifische Form der Narrativen Expositionstherapie (KID-NET, [271]) liegen bisher noch nicht ausreichende Befunde vor. Bisherige Studien beziehen sich auf sehr spezifische Stichproben, wie ehemalige Kindersoldaten [285] oder Flüchtlingskinder [233], so dass eine Übertragung in das allgemeine Gesundheitssystem noch nicht als gesichert gelten kann.

Psychodynamische Interventionen sind in Deutschland verbreitet. Dies steht im Gegensatz zur Studienlage (bisher nur eine Studie, [286]). Für die ebenfalls häufige Kombination mit EMDR liegen bisher keine Daten vor.

Einbezug von Eltern oder Bezugspersonen

Gutermann und Kollegen [14] konnten in einer Metaanalyse zeigen, dass der Einbezug von Bezugspersonen in die Therapie zu höheren Effekten führt (g = 1.01), als Therapien ohne Bezugspersonen (g = 0.81). In die Analyse flossen die Daten von sowohl kontrollierten als auch unkontrollierten Studien ein, um einen größeren Datenpool zu erzielen.

Morina et al. [15] konnten jedoch bei der Analyse ausschließlich kontrollierter Studien (nur Wartelisten-Kontrollgruppen) keinen signifikant moderierenden Einfluss des Elterneinbezuges finden. Aufgrund der bisher eher spärlichen Studienlage zur Einbindung von Bezugspersonen in die Traumatherapie von Kindern und Jugendlichen lassen sich nur Tendenzen in eine positive Richtung für die direkte Beteiligung der Eltern an der Psychotherapie der PTBS des Kindes- und Jugendalters festhalten.

Einschränkend muss auch gesagt werden, dass sich hinter dem Begriff Einbezug der Eltern ein sehr unterschiedliches Ausmaß der Beteiligung der Eltern an der Behandlung verbirgt. Das reicht von 1–2 Elternsitzungen im Rahmen der ganzen Behandlung (z. B. KIDNET), über 50 % der Therapiezeit gemeinsam mit der Bezugsperson im Manual zur TF-KVT nach Cohen et al. [264] bis zu fast 100 % der Intervention im Beisein der Eltern oder Bezugspersonen bei Interventionen für Kleinkinder [287]. Die unterschiedlichen Ergebnisse der beiden Metaanalysen sind daher möglicherweise auf die verschiedenen Einschlusskriterien für Studien zurückzuführen. Eine der wenigen Studien, die den Einbezug der Eltern systematisch variierte, verglich die Standardbehandlung (Community Care) mit drei Vergleichsbedingungen (TF-KVT mit Eltern und Kindern; TF-KVT nur Eltern, TF-KVT nur Kinder; [284]) und fand, dass die Standardbehandlung den anderen Bedingungen unterlegen war.

Abgesehen vom wissenschaftlichen Hintergrund müssen zwei weitere Aspekte, nämlich inhaltliche und rechtlich formale, beachtet werden. Dies ist zum einen die *Art der Beziehung*: Der Einbezug einer Bezugsperson setzt voraus, dass diese beim traumatischen Ereignis nicht als Täter beteiligt war (also z. B. sollte der missbrauchende Elternteil nicht an der Behandlung als Bezugsperson teilnehmen) oder dass sichergestellt wird, dass zumindest keine weitere Gefahr vom Täter ausgeht. Beispiele hierfür wäre etwa eine erfolgreiche Behandlung des Drogenmissbrauchs eines Elternteils oder eine angemessene und erfolgreiche Medikation. Weiterhin leben viele Kinder nicht mehr in ihren Ursprungsfamilien, sondern in Einrichtungen der Kinder- und Jugendhilfe. Im Manual nach Cohen et al. [264] hat sich hier der Einbezug von

Einrichtungsmitarbeitern mit regelmäßigem Kontakt zum jungen Patienten bewährt und auch in der Behandlung junger unbegleiteter Geflüchteter hat sich der Einbezug von Einrichtungsmitarbeitern bewährt [288]. Formal ist es in der Abrechnung ambulanter Psychotherapien mit Kindern und Jugendlichen in Deutschland vorgesehen, dass jede vierte Stunde eine Bezugspersonenstunde ist. D. h. der Einbezug der Eltern ist eigentlich Pflicht. Allerdings stimmt die vorgesehene Dosis von 4:1 nicht mit dem Manual von Cohen et al. [264] überein, in dem von einer 1:1 Dosis ausgegangen wird. Bei einer Beantragung sollte daher auf dieses Manual verwiesen werden.

Der Einbezug der Eltern/Bezugspersonen kann nur unter bestimmten Voraussetzungen ausgesetzt werden. So können Jugendliche ab 14 Jahren eigenständig eine Psychotherapie in Anspruch nehmen und den Elterneinbezug ausschließen oder reduzieren. Ob dies wünschenswert im Sinne einer Behandlung ist, muss individuell abgeklärt werden.

Einbezug des Entwicklungsstandes

Klinisch eindeutig ist, dass die Berücksichtigung des Entwicklungsstandes im konkreten Vorgehen unabdingbar ist. So müssen sowohl die Einzelinterventionen (z. B. Einbezug von spielerischen Elementen), die Therapiedosis (je jünger desto kürzer die Interventionen) als auch Art und Umfang des Einbezugs der Eltern alters- und entwicklungsgemäß sein.

Auch die beiden Metaanalysen von Gutermann et al. [14] und Morina et al. [15] fanden teilweise Alterseffekte: In Abhängigkeit von der Vergleichsgruppe (Effekte nur für Vergleich von treatment as usual oder aktiven Kontrollgruppen, sowie in einer Analyse separat nur in randomisiert-kontrollierten Studien) konnten Gutermann et al. [14] zeigen, dass ältere Kinder im Hinblick auf die Reduktion von PTBS-Symptomen stärker von den Behandlungen profitierten als jüngere Kinder. Auch Morina et al. [15] fanden einen Zusammenhang zwischen Alter und Wirksamkeit der Behandlungen (hier jedoch nur bei Behandlungen, die gegen Wartegruppen getestet wurden). Zu berücksichtigen ist aber, dass der Median in beiden Metaanalysen um das 12. Lebensjahr lag und dass insgesamt nur wenige Studien mit jungen Kindern (unter 6) und Jugendlichen über 14 Jahren vorlagen. Damit sind diese Altersgruppen unterrepräsentiert in den Metaanalysen und die altersbezogenen Aussagen gelten daher nur für einen relativ engen Altersbereich.

Für Kinder im Vorschulalter liegt eine Adaptation der TF-KVT von Scheeringa [289] vor. Die Adaption betrifft überwiegend die Art der Vermittlung (z. B. Malen) und den Einbezug kognitiver Techniken. Für Jugendliche nach missbrauchsbezogener PTBS liegt eine Adaptation der Prolongierten Exposition [265] und eine entwicklungsangepasste Version der Kognitiven Verarbeitungstherapie [303] vor. Insgesamt deutet sich also an, dass Interventionen aus anderen Altersbereichen erfolgreich für jüngere Kinder adaptiert werden können.

Komplexe PTBS

Zum Zeitpunkt der Abfassung dieses Kapitels (Herbst 2018) fehlten sowohl spezifische Messinstrumente als auch Behandlungsstudien zur Komplexen PTBS nach ICD-11 im Kindes- und Jugendalter. Erste Veröffentlichungen zur Diagnose verwendeten Items, die aus den verschiedensten Fragebögen und Interviews extrahiert wurden, und die damit gewonnenen Ergebnisse deuten an, dass die Konzepte PTBS und Komplexe PTBS (KPTBS) gut voneinander unterscheidbar sind [290, 291].

Die oben erwähnten Phasen- oder Mischmodelle (z. B. STAIR/NT, E-KVT), die annehmen, dass Techniken zur Emotionsregulation vor einer eigentlichen traumafokussierten Behandlung stehen sollten, wurden spezifisch für „komplexe Traumafolgestörungen" entwickelt. Diese Modelle greifen aber nicht direkt auf die KPTBS-Definition des ICD-11 zurück, sondern beziehen sich auf andere Definitionen der PTBS, wie etwa die Annahme, dass Kinder und Jugendliche nach sexuellem und/oder physischem Missbrauch schwerwiegendere und zusätzliche Symptome entwickeln als in der Folge anderer Ereignisse.

Für STAIR/NT liegen Studien zur Behandlung erwachsener Patienten mit sexuellem Missbrauch in der Kindheit [50, 64] vor und zwei Pilotstudien bei Jugendlichen [276, 292]. Allerdings zeigten sich in der kontrollierten Studie keine signifikanten Verbesserungen der PTBS-Symptomatik [292] bei den Jugendlichen.

Für E-KVT liegt derzeit eine unkontrollierte Pilotstudie [267] und ein RCT vor, bei dem E-KVT mit der in Deutschland üblichen Versorgung (Treatment as Usual) verglichen wurde [303]. In beiden Studien zeigten sich große Effektstärken für die Verbesserung der PTBS-Symptomatik, aber auch der komorbiden Symptomatik. Eine Analyse des Therapieverlaufes zeigte, dass sich die PTBS-Symptomatik im Wesentlichen erst im Zeitraum der traumafokussierten KVT veränderte.

Eine post-hoc Analyse einer TF-KVT Behandlungsstudie, die Kinder und Jugendliche mit PTBS eingeschlossen hatte, deutet an, dass es möglicherweise keine differentiellen Effekte für Patienten mit KPTBS gibt. Vielmehr scheint der Behandlungserfolg gleich zu sein, auch wenn die Patienten die mit einem höherem PTBS-Schweregrad die Behandlung beginnen und auch am Ende der Behandlung mehr Restsymptome zeigen [290].

Zusammenfassend gesehen ist die Datenlage zur allfälligen Notwendigkeit eines stufenbasierten Vorgehens zum aktuellen Zeitpunkt noch sehr schmal.

Weitere Problem- und Symptombereiche

Aus den aktuellen Metaanalysen [14, 15] ist bekannt, dass sich zumindest komorbide Angstsymptome mit einer mittleren Effektstärke und depressive Symptome mit einer kleinen bis mittleren Effektstärke durch die Anwendung psychologischer Interventionen verbessern. Um die Auswirkungen des jeweiligen Therapieansatzes auf andere Symptombereiche abzuschätzen, muss auf die Ergebnisse einzelner Studien zurückgegriffen werden, da hierzu in der Regel zu wenige Ergebnisse vorliegen, um sie in einer Metaanalyse zusammen fassen zu können. So konnten z. B. Goldbeck et al., [293] nachweisen, dass sich externalisierende Symptome moderat verbesserten oder dass sich Borderline-Symptome durch E-KVT stark verbessern [293].

Insbesondere vernachlässigt wurden bisher in den meisten Studien externalisierende Symptome wie Aggressivität oder Drogenmissbrauch. Dies ist insbesondere bedauerlich, da die individuellen und gesellschaftlichen Auswirkungen mit Jugendstrafvollzug und Platzierungen in anderen geschlossenen oder halbgeschlossenen Einrichtungen bedeutend sind. Ein Ansatz, der im Rahmen der Behandlung psychischer Folgen körperlicher Gewalt untersucht wurde, zeigte zumindest ermutigende Ergebnisse [294, 295].

Opfer von Gewalterfahrungen in der Kindheit weisen im Laufe ihres weiteren Lebens ein stark erhöhtes Risiko auf, erneut viktimisiert zu werden. So zeigte sich, dass in der Kindheit viktimisierte Frauen, im Vergleich zu Frauen ohne traumatische Kindheitserfahrungen, ein zwei- bis dreifach erhöhtes Risiko hatten, als Erwachsene erneut zum Opfer zu werden [296, 297]; 10 bis 69 % aller Frauen, denen in der Kindheit sexuelle Gewalt widerfahren war, hatten in einer Langzeitstudie ein elffach erhöhtes Risiko, als Erwachsene eine Vergewaltigung zu erleben [298]. Aber auch das Erleben physischer Gewalt in der Kindheit ist mit einer erhöhte Reviktimisierungsrate verbunden [299]. Die diesen Befunden zugrundeliegenden Mechanismen und Wirkprinzipien sind zum aktuellen Zeitpunkt empirisch nicht ausreichend untersucht. Bockers und Knaevelsrud [299] fassen Befunde zusammen, die zeigen, dass eine dauerhafte emotionale Dysregulation (eine PTBS) und z. B. Dissoziation und/oder Substanzmissbrauch mit einem erhöhten Risiko verbunden sind (vgl. auch Macy [300]).

Vermutet werden kann jedoch auch, dass das Reviktimisierungsrisiko unter anderem in Zusammenhang mit dem Selbstwert und anderen traumabezogenen ungünstigen kognitiven Schemata steht. Eine Vielfalt von Studien konnte die besondere Bedeutung ungünstiger kognitiver Schemata für die Folgen einer Traumatisierung auf die psychische Gesundheit belegen [301]. Diese Befunde führten letztlich zur Aufnahme der neuen Symptomgruppe D (negative Veränderungen in Kognitionen und Stimmung) in DSM-5. Auf das Initiieren einer umfassenden funktionalen Neubewertung des Traumas und seiner Folgen sowie auf eine Stabilisierung des Selbstwertes der an PTBS erkrankten Kinder und Jugendlichen sollte daher in der Behandlung besonderer Wert gelegt werden (vgl. auch Pfeiffer et al. [302]).

Ein Teil der Kinder und Jugendlichen mit PTBS haben im Rahmen ihrer traumatischen Erfahrungen eine nahe Bezugsperson verloren. Die dauerhaften Folgen dieser Verluste, die Trauer des Kindes und eventuelle Symptome einer prolongierten Trauer sollten im Gesamtbehandlungskonzept berücksichtigt werden (vgl. Cohen, Mannarino, & Deblinger [264]).

Relative Kontraindikationen

Kontrollierte Untersuchungen, die sich mit den Auswirkungen spezifischer Kontraindikationen befassen, sind bislang nicht vorhanden und aus ethischen Gründen auch kaum durchführbar. Bei der Empfehlung zu dieser Frage handelt es sich um einen klinischen Konsenspunkt, der im Konsens und aufgrund der klinischen Erfahrung der Mitglieder der Leitliniengruppe als ein Standard in der Behandlung empfohlen wird, bei dem keine experimentelle wissenschaftliche Erforschung möglich oder angestrebt ist. Bei akuter Psychose, akuten manischen Symptomen, schwerwiegenden Störungen der Verhaltenskontrolle (aktuelle schwere Selbstverletzung, aktuelles Hochrisikoverhalten, aktuelle hohe Fremdaggressivität) und akuter Suizidalität können vor dem Einsatz traumafokussierter Interventionen geeignete Interventionen zur Reduktion dieser Symptome eingesetzt werden (wie z. B. Verbesserung der Emotionsregulation, Fertigkeiten-Training etc.). Zur Behandlung der akuten Suizidalität wird auf die entsprechende Leitlinie der AWMF verwiesen [279].

Auch zur Sicherung des Kindeswohls verbieten sich kontrollierte Untersuchungen aus ethischen Gründen, sodass es sich bei der Empfehlung zu dieser Frage um einen klinischen Konsenspunkt handelt.

Von der Evidenz zu den Empfehlungen

Für die Empfehlungen 21, 22 und 23 wurden die Literatur (Einzelstudien, Meta-Analysen, Nachsuche) gesichtet und bewertet. Bei allen anderen Empfehlungen (24 bis 28) handelt es sich um klinische Konsenspunkte und damit um einen Konsens der Mitglieder der Leitliniengruppe, die auf Einzelstudien zu diagnostischen Themen und der klinischen Erfahrung basieren.

Empfehlungen für künftige Forschung

Es werden die folgenden Empfehlungen für zukünftige Forschung ausgesprochen:

- Sowohl für Kinder im Vorschulalter als auch für Jugendliche im Alter von 14 bis 18 Jahren liegen noch wenige Studien zur Wirksamkeit von traumafokussierter Psychotherapie vor. Um Effekte abzusichern, sollten in diesen Altersbereichen weitere Studien durchgeführt werden.
- Eine bisher völlig in der Forschung unterrepräsentierte Gruppe bilden Kinder- und Jugendliche nach körperlichen Misshandlungen, die komorbide externalisierende und hier insbesondere aggressive Verhaltensweisen zeigen. Für diese große Gruppe gibt es noch kaum angepasste und überprüfte Interventionen.
- Zwar erwies sich die kognitive Verhaltenstherapie als effektiv, aber bisher fehlt die Bestimmung effektiver Bestandteile erfolgreicher Interventionen mit Hilfe von Dismanteling-Studien.
- Obwohl es eine große Zahl geflüchteter Kinder und Jugendlicher gibt, ist die Datenbasis zur Wirksamkeit von traumafokussierter Psychotherapie in dieser Gruppe sehr gering. Unklar bleibt insbesondere, ob und wie erprobte Interventionen an kulturelle Besonderheiten angepasst werden müssen und inwiefern der Einbezug von Dolmetschern in die Behandlung den Therapieerfolg verändert.
- Untersuchung des Konzeptes der komplexen PTBS und Überprüfung der Eignung möglicher Interventionen bei Kindern und Jugendlichen. Insbesondere muss untersucht werden, inwiefern ein stufenweises Vorgehen nötig ist.
- Therapiestudien fokussieren üblicherweise auf PTBS-, Angst- und Depressionssymptome. Dringend notwendig ist eine Ausweitung der Outcomes sowohl in Breite als auch der Länge bestehender Symptome. Assoziierte Verhaltensprobleme wie etwa Reviktimisierung, prolongierte Trauer oder auch Substanzmittelmissbrauch müssen ebenso berücksichtigt werden. Ebenso sollten die Studien längere Katamnesezeiträume berücksichtigen.
- Studien zur Wirksamkeit einer Kombination von Psychotherapie mit Pharmakotherapie fehlen.

Versorgungkonzepte und Versorgungsrealität bei Menschen mit PTBS

Olaf Reddemann, Julia Schellong, Brigitte Lueger-Schuster, Volker Köllner, Ulrich Frommberger und Peter Liebermann

Unter Mitarbeit von: Franziska Epple, Regina Steil und Anneke Pogarell

Inhaltsverzeichnis

© Ingo Schäfer, Ursula Gast, Arne Hofmann, Christine Knaevelsrud, Astrid Lampe, Peter Liebermann, Annett Lotzin, Andreas Maercker, Rita Rosner, Wolfgang Wöller 2019
I. Schäfer et al. (Hrsg.), *S3-Leitlinie Posttraumatische Belastungsstörung*,
https://doi.org/10.1007/978-3-662-59783-5_4

Einleitung

Die Versorgung von Menschen mit posttraumatischen Belastungsstörungen (PTBS) hat sich in Deutschland ebenso wie die diesbezügliche Forschung in den letzten Jahren beträchtlich weiterentwickelt. Gleichwohl besteht weiter Entwicklungsbedarf zur Verminderung persönlichen Leids und der hohen mit traumatischen Erkrankungen verbundenen Kosten: „Die Trauma-assoziierten Gesundheitskosten allein bewegen sich in einer Größenordnung zwischen 524.5 Mill. Euro und 3.3 Mrd. Euro jährlich. Die Ergebnisse sind als konservativ einzuschätzen, da die Herangehensweise eine Überschätzung der Kosten konsequent versucht zu vermeiden" [303]. Dieses Kapitel verfolgt das Ziel, einen Überblick über die gegenwärtige Versorgungslandschaft in Deutschland zu geben. Dabei liegt der Schwerpunkt auf der Versorgung Erwachsener. Besonderheiten der Versorgung von Kindern und Jugendlichen werden nur ausnahmsweise thematisiert. Das Kapitel wurde nicht formal konsentiert, sondern bezieht sich auf die persönliche Expertise und den jeweiligen Erfahrungshintergrund der Autorinnen und Autoren. Leitende Fragen bei der Erstellung waren, welche Versorgungsmodelle und -strukturen im Sinne einer evidenzbasierten Behandlung der PTBS hilfreich und inwieweit sie in unserem Versorgungssystem vorhanden sind, aber auch welche Hemmnisse einer (evidenzbasierten) Versorgung entgegenstehen und wie die Versorgung strukturell verbessert werden könnte. Zur Klärung dieser Leitfragen wurden Informationen durch Sichtung der Literatur sowie Expertenbefragungen gesammelt.

Versorgungsstrukturen – allgemeine Ziele und Herausforderungen

Die Versorgung von Patientinnen und Patienten mit PTBS und anderen Traumafolgestörungen ist ein multiprofessioneller Auftrag und erfordert insbesondere bei komplexen Traumafolgestörungen eine abgestimmte medizinische, psychotherapeutische und psychosoziale Versorgung. Eine angemessene Behandlung von Menschen mit Traumafolgestörungen erfolgt patientenorientiert, partizipativ und integrativ [5, 304]. Weiter gilt es, Stigmatisierungen entgegenzuwirken. Anzustreben sind flexible Konzepte und abgestimmte Versorgungspfade, die je nach individuellem Behandlungsbedarf eine gezielte Nutzung von ambulanten, teilstationären und stationären Beratungs- und Behandlungsangeboten ermöglichen und damit helfen, eine Fehlversorgung zu vermeiden. Ziele sind die frühzeitige Behandlung bei Minimierung von Chronifizierungsprozessen, Heilung und Linderung der Traumafolgestörungen sowie die Verbesserung und der Erhalt einer möglichst hohen Lebensqualität der Patientinnen und Patienten. Gerade für Patientinnen und Patienten mit komplexen Traumafolgestörungen und komorbiden Störungen, die oft längerer Behandlungen bedürfen, ist dabei die Klärung von Zuständigkeiten, die Auswahl therapeutischer Verfahren und die Abstimmung im Rahmen eines Gesamtbehandlungsplans eine große Herausforderung [305–307].

Eine effektive Behandlung von Traumafolgestörungen kann durch gut funktionierende Netzwerke deutlich gestärkt werden. Als **zentrale Akteure** in der Versorgung für PTBS Erkrankungen gelten unter anderem (vgl. Abb. 1):

- Hausärzte (Fachärzte für Allgemeinmedizin bzw. für Innere Medizin, praktische Ärzte, Diplom-Mediziner, Fachärzte für Kinder- und Jugendmedizin);
- Psychotherapeuten (Psychologische Psychotherapeuten, Fachärzte für Psychiatrie und Psychotherapie bzw. Nervenheilkunde, Kinder- und Jugendlichenpsychotherapeuten, Fachärzte für Kinder- und Jugendpsychiatrie und -psychotherapie, Fachärzte für Psychosomatische Medizin und Psychotherapie; Ärzte mit Zusatzbezeichnung Psychotherapie und Psychoanalyse)
- Allgemeine und spezifische Beratungsstellen (Familienberatungsstellen, Interventions- und Koordinierungsstellen, Opferhilfeeinrichtungen)
- Unterstützende Institutionen und weitere Leistungserbringer für psychosoziale Therapien sowie Traumapädagogen und Traumafachberater
- Trauma- und Opferambulanzen in den Ländern
- spezialisierte Einrichtungen (z. B. Folteropferzentren, Flüchtlingsambulanzen)
- (Universitäts)-Kliniken, Fachkrankenhäuser und Fachabteilungen in Allgemeinkrankenhäusern für Psychiatrie und Psychotherapie, Psychiatrie, Psychotherapie und Psychosomatik bzw. Psychosomatische Medizin und Psychotherapie sowie Kinder- und Jugendpsychiatrie und -psychotherapie, einschließlich zugeordneter Instituts- und Hochschulambulanzen sowie spezifische Psychotrauma-Zentren
- Einrichtungen der medizinischen Rehabilitation

Die Versorgung lässt sich in die primärärztliche/hausärztliche, die fachärztliche bzw. fachpsychotherapeutische und zahlreiche zusätzliche spezialisierte Angebote gliedern. Im Folgenden werden verschiedene dieser Versorgungsebenen dargestellt.

Primärärztliche/hausärztliche Versorgung

Die besondere Bedeutung insbesondere von Hausärztinnen und Hausärzten für die Erkennung und Behandlungssteuerung posttraumatisch belasteter Patientinnen und Patienten wird in internationalen Leitlinien und in der aktuellen Literatur hervor gehoben [1, 3, 5, 309–311].

Primärärztliche Beratungsanlässe im Zusammenhang mit posttraumatischen Belastungen sind vielgestaltig [310, 312].

Posttraumatische Belastungsstörungen als komorbides Phänomen sind nicht selten, insbesondere auch bei der Versorgung vordergründig somatischer Beschwerden (Schmerzen, Stoffwechselerkrankungen, Gefäßerkrankungen u. a.), werden aber offenbar häufig nicht erkannt [309, 313, 314].

Spottswood et al. [311] finden eine Prävalenz der PTBS in der primärärztlichen Versorgung von 12,5 %. Hausärztinnen und Hausärzte sowie andere an der pri-

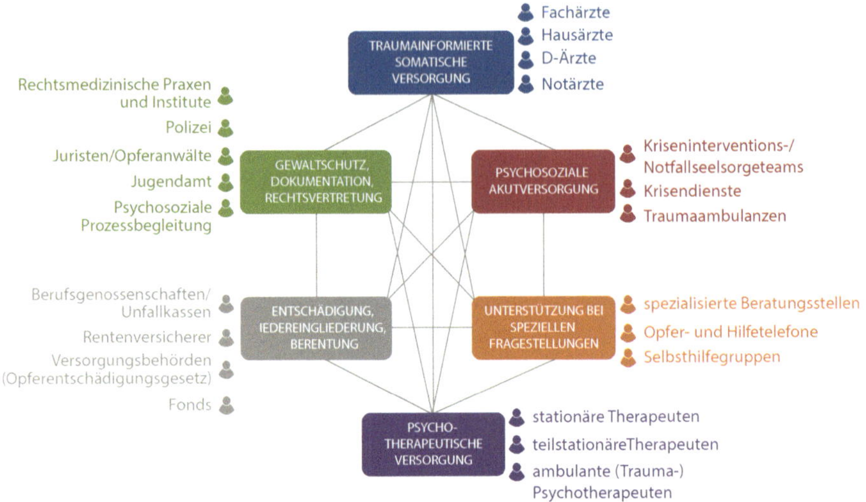

Abb. 1 Themenfelder und Akteure in der vernetzten Versorgung traumatisierter Menschen [308]

märärztlichen Versorgung beteiligte Facharztgruppen sollten also grundsätzlich die PTBS und andere Traumafolgestörungen differentialdiagnostisch (häufiger) berücksichtigen [309–311, 313, 315]. Zu beachten ist hier, dass sich infolge traumatischer Erfahrungen verschiedene klinische Störungsbilder entwickeln können wie Anpassungsstörungen, die PTBS, die komplexe PTBS und andere (meist komplexe) Störungsbilder nach traumatischer Belastung. In der ICD-11 wurden diese konsequenterweise in der Gruppe der stressbezogenen Störungen zusammengefasst. Die genauere diagnostische Einordnung ist Aufgabe der spezialisierten Versorgung.

Neben der Diagnostik und der Abklärung der Rahmenbedingungen (insbesondere Sicherheit, soziale Unterstützung) liegen die haus- und primärärztlichen Aufgaben in der Aufklärung, Psychoedukation und stützenden Begleitung im Rahmen der psychosomatischen Grundversorgung [316]. So besteht im longitudinal ausgerichteten hausärztlichen Setting die Möglichkeit unterschiedliche stützende und stabilisierende Maßnahmen und Vorgehensweisen anzuwenden [317]:

- Herstellen äußerer und innerer Sicherheit (ggf. Erstellung einer Liste mit Adressen von lokalen Hilfsangeboten, z. B. Traumaambulanzen, Beratungsstellen, Notunterkünften etc.)
- Würdigung des Leidens
- Ressourcen des sozialen Netzwerkes ermitteln, Verbundenheit/sichere Beziehungen stärken und fördern
- Behutsame Anamnese
- Stressreduktion/Beruhigung
- Stabilisierung des Selbstwertes, Hoffnung stärken
- Information/Psychoedukation

- Vermittlung von Distanzierungstechniken
- Erkundung, Anerkennung und Bestärkung der Ressourcen und bereits vorhandenen Lösungen
- Weitervermitteln

Schließlich liegen die haus- und primärärztlichen Aufgaben in der Kooperation mit verfügbaren regionalen Hilfs- und Unterstützungsangeboten.

Hinweise für Prozessabläufe, Gesprächsführung sowie Screeninginstrumente in der primärärztlichen Versorgung finden sich im Anhang.

Ambulante psychotherapeutische Versorgung

Eine traumafokussierte Psychotherapie, wie sie auch die vorliegende Leitlinie zur Behandlung der PTBS empfiehlt, kann durch die je nach Art und Ort des verursachenden Ereignisses unterschiedlichen Kostenträger, über verschiedene Wege eingeleitet werden. Für die Erstattung der Kosten für die Versorgung traumatisierter Patientinnen und Patienten sind neben den gesetzlichen und privaten Krankenversicherungen, die Unfallversicherungsträger/Berufsgenossenschaften, die Rentenversicherungsträger oder spezielle andere Sozialkassen zuständig. Eine Übersicht dazu findet sich in Abb. 2.

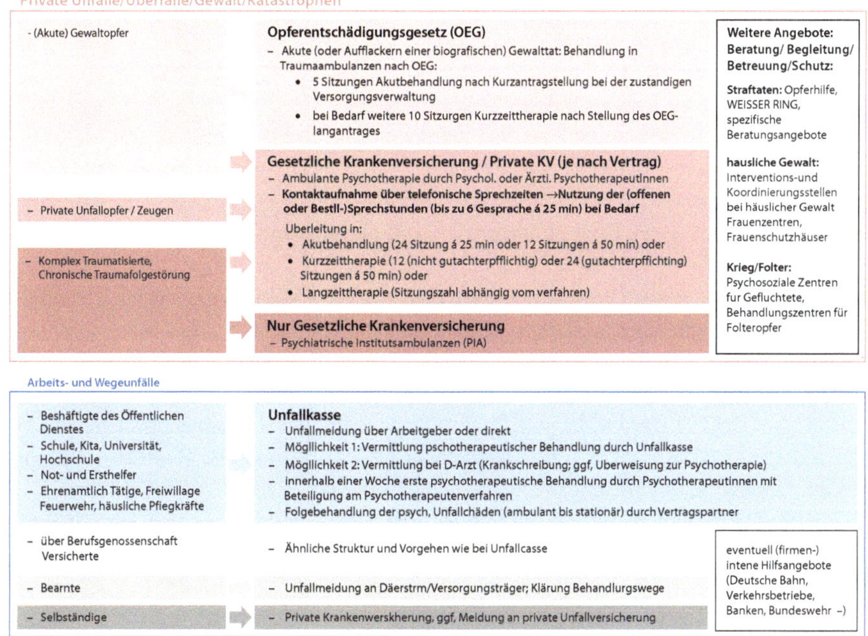

Abb. 2 Ambulante Versorgung und Behandlung bei Traumafolgestörungen [308]

Traumafokussierte Psychotherapie als Krankenkassenleistung

Nach der vom Gemeinsamen Bundesausschusses beschlossenen Psychotherapie-Richtlinie [318] ist Psychotherapie in Deutschland eine Krankenkassenleistung. Die Therapie wird durch approbierte Psychologische Psychotherapeuten, Kinder- und Jugendlichenpsychotherapeuten oder ärztliche Psychotherapeuten durchgeführt. In bis zu sechs 25-minütigen Sitzungen der psychotherapeutischen Sprechstunde (bei Kindern und Jugendlichen bis zu 10 Sitzungen) erfolgt eine erste diagnostische Abklärung und Indikationsstellung für die weitere Versorgung und Beratung der Patientinnen und Patienten. Bei entsprechender Dringlichkeit und Akuität der Symptomatik kann direkt im Anschluss an die Sprechstunde die sog. Psychotherapeutische Akutbehandlung über insgesamt bis zu 24 weiteren Sitzungen à 25 Minuten durchgeführt werden. Nach mindestens zwei und bis zu vier Probesitzungen (bei Kindern und Jugendlichen bis zu 6 Sitzungen) kann bei entsprechender Indikation eine Kurz- oder Langzeitpsychotherapie erfolgen. Einzel- und Gruppentherapie sind dabei kombinierbar. Patientinnen und Patienten können bei einer Langzeitpsychotherapie als Rezidivprophylaxe bis zu zwei Jahre nach Therapieende je nach vorheriger Dauer der Behandlung zwischen acht und sechzehn Therapiestunden in Anspruch nehmen. Patienten, die in den letzten zwölf Monaten eine Krankenhausbehandlung oder eine medizinische Rehabilitation wegen einer psychischen Erkrankung erhalten haben, haben einen Anspruch auf Vermittlung eines Termins durch die Terminservicestelle für eine Akutbehandlung oder eine probatorische Sitzung für eine sich anschließende dringend erforderliche Richtlinienpsychotherapie. Sie gilt auch für Patientinnen und Patienten, bei denen in der Psychotherapeutischen Sprechstunde eine entsprechende Indikation festgestellt und auf der individuellen Patienteninformation (PTV11) vermerkt wurde. Für private Krankenversicherungen und die Beihilfe gelten zum Teil gesonderte Bestimmungen.

Pawils et al. [319] konstatieren eine therapeutische Unterversorgung von Menschen mit schweren sexuellen Gewalterfahrungen und komplexer posttraumatische Belastungsstörung. Nach Equit [320] folgt die Therapieplanung bei beantragten Verhaltenstherapien zu 74,3 % den Empfehlungen der Leitlinie, bei rund 30 % der PTBS-Patienten wurde keine traumafokussierte Maßnahme angegeben. Für die psychodynamischen Therapien liegen keine Untersuchungen dieser Art vor. Psychotherapeutinnen und Psychotherapeuten mit einer psychotraumatologischen Zusatzausbildung können z. B. über die jeweiligen Landesärztekammern, über die Ostdeutsche Psychotherapeutenkammer (www.opk-info) oder auf der Seite der Deutschsprachige Gesellschaft für Psychotraumatologie (DeGPT) (www.degpt.de) gefunden werden. Psychotherapeutinnen und Psychotherapeuten, die EMDR („Eye Movement Desensitization and Reprosessing") anwenden, sind häufig im entsprechenden Fachverband (EMDRIA Deutschland e.V.) organisiert und können über dessen Internetseite (www.emdria.de) gefunden werden.

Unfallversicherungsträger/Berufsgenossenschaften

Die Deutsche Gesetzliche Unfallversicherung (DGUV) bietet für Arbeits- und Wegeverunfallte im Rahmen des Psychotherapeutenverfahrens eine zeitnahe psychotherapeutische Versorgung an. Bisher ist das Psychotherapeutenverfahren ärztlichen und Psychologischen Psychotherapeuten vorbehalten, die über eine spezielle fachliche Befähigung verfügen und bestimmte Pflichten (u. a. Dokumentations- und Berichtspflicht) erfüllen. Sie können über die Internetseite der DGUV (www.dguv.de) gefunden werden, wobei eine Vermittlung in die psychotherapeutische Behandlung durch einen Durchgangsarzt (D-Arzt) oder den Unfallversicherungsträger erfolgt [321]. Wird die Psychotherapie vom Unfallversicherungsträger eingeleitet muss in der Regel innerhalb einer Woche mit der Behandlung begonnen werden. Dabei sind zunächst bis zu fünf probatorische Sitzungen vorgesehen. Im Fall von weiterhin bestehendem Behandlungsbedarf können nach einem Antragsverfahren zunächst zehn weitere Sitzungen genehmigt werden. Nach deren Abschluss und Berichterstattung können bei Bedarf weitere Sitzungen genehmigt werden.

Traumaambulanzen nach dem Opferentschädigungsgesetz (OEG)

Opfer von vorsätzlich ausgeführten Gewalttaten haben die Möglichkeit, in Trauma- oder Opferambulanzen niedrigschwellig und zeitnah eine Beratung und Behandlung zu erhalten. Anspruchsvoraussetzungen und Leistungen sind im Opferentschädigungsgesetz (OEG) bzw. dem Bundesversorgungsgesetz (BVG) geregelt. Voraussetzung für den Leistungsbezug ist neben Rechtswidrigkeit, Vorsätzlichkeit und Tätlichkeit des Angriffs ein daraus resultierender gesundheitlicher Schaden. So ist psychische Belastung durch einen Wohnungseinbruch in Abwesenheit der Wohnungsinhaber zwar rechtswidrig und vorsätzlich, nicht aber tätlich und fiele damit nicht in die Zuständigkeit des OEG. Mit den Möglichkeiten des OEG werden Opfern von Gewalttaten kompensatorische Leistungen und Heilbehandlungen grundsätzlich zugesichert. Die Vollstreckung des OEG obliegt den Versorgungsbehörden und ist Ländersache. Für viele Gewaltopfer ist insbesondere die schnelle und verhältnismäßig unbürokratische Behandlung in Traumaambulanzen nach dem OEG hilfreich [308, 322, 323]. Sie bietet nach Kurzantragstellung fünf, im Bedarfsfall und nach OEG-Langantragstellung weitere 10 Sitzungen Akuttherapie. Die Therapie wird in der Regel von psychotraumatologisch qualifizierten Psychotherapeutinnen bzw. Fachärztinnen durchgeführt.

Psychiatrische Institutsambulanzen (PIA)

Nach § 118 SGB V (Fünftes Sozialgesetzbuch – Gesetzliche Krankenversicherung) übernehmen an manchen Kliniken auch psychiatrische Institutsambulanzen die ambulante Behandlung. Voraussetzung ist, dass wegen Art, Schwere und Dauer der Erkrankung eine Behandlung in der ambulanten Regelversorgung nicht ausreichend gewährleistet ist. Eine Behandlung in einer psychiatrischen Institutsambulanz soll die stationäre Behandlung verhindern oder verkürzen. Zumeist können jedoch schwere Störungen, wie dissoziative Störungen oder komplexe Traumafolgestörungen, dort aufgrund der oft erfolgenden Pauschalvergütung der PIA nicht angemessen behandelt werden. Obwohl in einer Studie 72,2 % der PIA angaben, traumaspezifische Behandlungen anzubieten, verfügten nur 17,9 % der PIA über eine spezielle Opfersprechstunde nach OEG [324]. Grundsätzlich sind die PIA aufgrund ihrer Struktur und Arbeitsweise dabei gut geeignet, sowohl komplexe Traumafolgestörungen, als auch akute Traumatisierungen zu behandeln. Aktuell bilden sie eine qualifizierte, zeitlich befristet handelnde Organisationseinheit, die zwar zumeist aufgrund der Regularien keine längerfristige Psychotherapie anbieten, jedoch eine gegebenenfalls ausreichende Krisenintervention durchführen und überbrückend tätig sein kann, bis mittel- und langfristige Behandlungsplätze gefunden sind.

Behandlung von geflüchteten Patienten mit PTBS

Viele Geflüchtete haben im Herkunftsland, auf der Flucht und gelegentlich auch im Ankunftsland schwer belastende Ereignisse erleben müssen. Die Gesundheitsversorgung von Geflüchteten darf daher psychosomatische und psychotraumatologische Aspekte nicht vernachlässigen. Bei der Behandlung von Geflüchteten gibt es einige Besonderheiten zu beachten. Sind sie noch ohne gesicherten Aufenthaltsstatus, haben geflüchtete Patientinnen und Patienten grundsätzlich (§ 4 Asylbewerberleistungsgesetz) Anspruch auf die Behandlung akuter Erkrankungen und Schmerzzustände. „Sonstige Leistungen" – z. B. Psychotherapie – können im Einzelfall übernommen werden, wenn sie für die Sicherung des Lebensunterhaltes oder der Gesundheit unerlässlich sind und die Betroffenen besondere Bedürfnisse haben (§ 6 Asylbewerberleistungsgesetz). Dies gilt für unbegleitete Minderjährige oder Personen mit schweren Gewalterfahrungen (Folter, Vergewaltigung oder sonstige schwere Formen psychischer, physischer oder sexueller Gewalt). In diesen Fällen ist eine gesonderte Beantragung von Leistungen erforderlich, die auch Fahrt- und Dolmetscherkosten beinhaltet. Dolmetscherkosten werden jedoch nur übernommen, solange der Asylantrag noch nicht positiv beschieden ist. Im Falle eines Positivbescheids des Asylantrags tritt die Krankenkasse als Kostenträger der Gesundheitsleistungen ein, allerdings ohne Übernahme der Dolmetscherkosten. Es besteht dann die Möglichkeit, dass das Sozialamt die Kosten übernimmt, sofern keine regionalen Regelungen vorhanden sind. Insgesamt sind die Hürden für eine Behandlung vielschichtig. Die Bewilligung von Leistungen (Fahrtkosten, Kosten für Sprach- und Kulturmittler) erfolgt oft intransparent und wenig verlässlich. Es müssen unterschiedliche Kostenträger kontaktiert und jeweils müssen die Anträge getrennt begründet werden. Wenn eine dieser Bewilligungen nicht erfolgt, kann eine Therapie meist nicht stattfinden. Aufgrund dieser Schwierigkeiten kommt es oft nicht zu einer notwendigen Behandlung.

Fonds sexueller Missbrauch

Nicht alle Leistungen, die im Rahmen einer Behandlung bei komplexen Traumafolgestörungen sinnvoll wären, werden von den zuständigen Kostenträgern übernommen. Opfer sexuellen Missbrauchs im familiären Umfeld (je nach Länderbestimmung auch einer Institution) können finanzielle Unterstützung für Sachleistungen beim Fonds sexueller Missbrauch (https://www.fonds-missbrauch.de/) beantragen, der an einer beim Bund angesiedelten Geschäftsstelle verwaltet wird.

Stationäre und teilstationäre Versorgung

Akteure der stationären Versorgungsebene sind (Universitäts)-Kliniken, Fachkrankenhäuser und Fachabteilungen in Allgemeinkrankenhäusern für Psychiatrie und Psychotherapie, bzw. Psychosomatische Medizin und Psychotherapie, die häufig gleichzeitig eine wichtige Versorgungsschnittstelle bereitstellen durch zugeordnete oder angegliederte Instituts- und Hochschulambulanzen. Grundsätzlich sollte, wo möglich, der ambulanten Therapie der Vorrang gewährt werden. Eine stationäre Behandlung kann nur in einem therapeutischen Gesamtkonzept in transparenter und gut vorstrukturierter Zusammenarbeit ihren Nutzen entfalten, dann aber ggf. sogar Kosten sparen [325].

Stationäre traumafokussierte Behandlung

Wenn eine traumafokussierte Behandlung im ambulanten Setting an Grenzen gerät, kann eine stationäre traumafokussierte Psychotherapie indiziert sein. Sie kann einen geschützten Rahmen für das traumafokussierte Vorgehen bieten und profitiert von einem interdisziplinären Team aus Ärztinnen und Ärzten, Psychotherapeutinnen und Psychotherapeuten, Psychologinnen und Psychologen, Sozial- und Familientherapeuten, Spezialtherapeuten (Kunst-, Musik-, Körper und Bewegungstherapeuten) und Pflegekräften. Sie ist in der Regel geplant und mit den Kostenträgern im Vorfeld abgestimmt. Eine traumafokussierte Therapie findet oft als Intervallbehandlung statt.

Nur wenige Studien und Berichte liegen zur Evaluation solch intensiver stationärer Therapien aus dem internationalen und dem deutschsprachigen Raum vor [36, 51]. Sie belegen, dass auch bei schwer – oft in der Kindheit – Traumatisierten eine deutliche Verbesserung in Symptomatik und Lebensqualität durch eine intensive stationäre Therapie erreicht werden kann. Dies ist um so bedeutsamer, wenn man sich die lange Symptomdauer und oft hohe Komorbidität sowie die Bindungsstörungen dieser Patienten vergegenwärtigt. Gleichwohl merken Rosner et al. [307] kritisch an, dass auch hier nur zu einem geringen Prozentsatz traumafokussierte Verfahren angewendet werden. Allerdings setzt dies auch ein klares Setting und ein gut geschultes, hoch motiviertes und spezialisiertes Team voraus. Oft sind bei einem nur knappen Angebot solcher intensiven Therapien lange Wartezeiten von Patienten und ambulanten Psychotherapeuten in Kauf zu nehmen. Manche Kostenträger sind nicht bereit, die kurzfristig höheren, langfristig jedoch niedrigeren Kosten zu tragen und riskieren eher eine weitere Chronifizierung. Da Traumafolgestörungen auch langfristige negative Auswirkungen auf die somatische Verfassung der Patienten haben, ist während des klinischen Aufenthaltes auch dieser in Form konsiliarischer Untersuchungen Rechnung zu tragen. Die adäquate Fortführung der

Therapie durch ambulante Psychotherapeuten ist häufig nicht sichergestellt bzw. stößt auf große Schwierigkeiten. Damit drohen die erreichten Therapieerfolge sich wieder zu verlieren. Durch gute intersektorale Kommunikation und Vernetzung sollte sichergestellt werden, dass eine indizierte traumafokussierte Behandlung zumindest im weiteren ambulanten Setting angeboten werden kann. Eine erneute stationäre Behandlung kann bei erneuter Verschlechterung sinnvoll sein, wie auch zur weiteren Vertiefung der traumafokussierten Behandlung, wenn diese im ambulanten Rahmen nicht möglich erscheint.

Stationäre Krisenintervention

Auch zur Bewältigung von Krisensituationen (z. B. bei akuter Suizidalität, akuter Substanzproblematik, drohender Dekompensation, verstärkter Dissoziation, schweren depressiven Einbrüchen, schweren Angstzuständen oder psychotischen Syndromen), kann bei komplexen Traumafolgestörungen oder psychosozialen Zuspitzungen eine stationäre psychiatrisch-psychotherapeutische Behandlung indiziert sein, da sie mit einem multimodalen Setting einen geschützten Rahmen gewährleistet. Je nach traumatherapeutischer Kompetenz der jeweiligen Einrichtung können Kliniken mit unterschiedlicher fachlicher Ausrichtung, etwa für Psychiatrie oder Psychosomatik, eine stationäre Trauma-Akutbehandlung durchführen. Suizidale Krisen, psychotische Dekompensationen, schwere Selbstverletzungen oder eine akute Substanzproblematik werden am besten in einer Klinik mit psychiatrischer Expertise behandelt. Auf Akutstationen sollte generell auf einen traumainformierten Umgang [326] geachtet werden, da die Prävalenzrate für eine Posttraumatische Belastungsstörung bei Patienten in psychiatrischen Krankenhäusern und Fachabteilungen erhöht ist [327, 328]. Bei der Krisenintervention oder ersten Phase einer stationären psychotherapeutischen Behandlung stehen stabilisierende Maßnahmen, Ressourcenaktivierung und das Erlernen von Skills zur Entlastung, Emotionsregulation und Wiederherstellung der Alltagsbewältigungsfähigkeiten im Vordergrund [36, 307, 329].

Rehabilitation

Die Psychosomatische Rehabilitation stellt eine wertvolle Ressource im Gesamtbehandlungsplan von Traumafolgestörungen dar. Der optimale Zeitpunkt liegt hierbei meist nach der Akutbehandlung, wenn es um die berufliche und gesellschaftliche Reintegration geht [330, 331].

Ziel der Rehabilitation

Ziel der Rehabilitation ist der Erhalt von Aktivität und Teilhabe am Erwerbsleben und/oder am Leben in der Gesellschaft für Menschen, die nach der Akutbehandlung einer PTBS noch Symptome aufweisen und hierdurch von Behinderung oder chronischer Krankheit bedroht sind. Voraussetzung für die Rehabilitation sind ein Antrag der Patienten, dem ein Befundbericht von behandelnden Ärzten und/oder Psychotherapeuten beigefügt ist, aus dem hervorgeht, dass der Patient bzw. die Patientin

- rehabedürftig ist, d. h. die Erwerbsfähigkeit oder die Teilhabe an der Gesellschaft mit ambulanter Therapie alleine nicht erhalten oder wiederhergestellt werden kann. Wenn sich abzeichnet, dass die ambulante Therapie nicht ausreicht, um z. B. eine laufende Arbeitsunfähigkeit zu beenden, kann der Rehaantrag auch schon zu Beginn der Behandlung gestellt werden. Wichtig ist dann, dass die ambulante Therapie nach der Reha fortgesetzt werden kann;
- rehafähig ist und z. B. erfolgversprechend an den gruppentherapeutisch ausgerichteten Rehabilitationsangeboten teilnehmen kann. Akut Erkrankte mit einem hohen Bedarf an Einzelpsychotherapie, aufgehobener Gruppenfähigkeit oder akuter Suizidalität sind daher für die Rehabilitation nicht geeignet.

Schließlich ist im Antrag auch darzulegen, ob bei Versicherten eine ausreichende Motivation und Prognose für die Erreichung der Rehaziele besteht [332].

Möglichkeiten und Stärken der Rehabilitation in der Traumatherapie liegen in der Begleitung durch das multimodale Behandlungsteam mit hoher Kompetenz auch in den Bereichen Sozial-, Ergo- und Sporttherapie, in der Erfahrung des ärztlich-psychotherapeutischen Teams mit komplexen und chronischen Krankheitsbildern und die klare Fokussierung auf berufliche und/oder gesellschaftliche Wiedereingliederung. Bei besonderen Problemkonstellationen wie z. B. Traumatisierung durch häusliche Gewalt oder Stalking kann die heimatferne Durchführung der Rehabilitation eine wichtige Entlastung darstellen [331, 333].

Traumafokussierte Einzelpsychotherapie lässt sich in einer Rehaklinik in vielen Fällen nicht durchführen, da die notwendigen personellen Kapazitäten für Einzelpsychotherapie nicht zur Verfügung stehen und der Zeitrahmen mit 5 bis maximal ca. 8 Wochen sehr begrenzt ist. Eine Ausnahme stellt allenfalls eine unkomplizierte Typ-I-Traumatisierung, z. B. nach einem Arbeitsunfall dar.

Am Ende einer Rehamaßnahme erfolgt immer eine sozialmedizinische Beurteilung und es können weitere Leistungen, z. B. zur beruflichen Rehabilitation vorbereitet und eingeleitet werden. Gerade Patientinnen und Patienten mit einer komplexen PTBS haben sich als Risikogruppe mit ausgeprägten Einschränkungen hinsichtlich Aktivität und Teilhabe im beruflichen Bereich erwiesen [334].

Rehabilitation kann im Gesamtverlauf einer Traumatherapie sinnvoll sein [330, 331, 333]:

- Initial zum Aufbau von Therapiemotivation, wenn dies im ambulanten Setting nicht erreichbar ist;
- zur Unterstützung während einer längeren traumafokussierten Behandlung und zur Behandlung von Komorbidität bei chronisch komplexer Traumafolgestörung, ggf. auch als Intervalltherapie;
- zur Rehabilitation komorbider Störungen (z. B. chronischer Schmerz, Depression);

- nach traumafokussierter Psychotherapie zur beruflichen Wiedereingliederung;
- bei ausgeprägter Restsymptomatik zur Verbesserung der Teilhabe an der Gesellschaft (soziale Reintegration) und zur sozialmedizinischen Klärung.

Das Antragsverfahren kann aufgrund der Bearbeitungs- und Wartezeiten mehrere Wochen bis Monate in Anspruch nehmen und sollte deshalb im Rahmen der Gesamtbehandlungsplanung möglichst rechtzeitig eingeleitet werden.

Zuständige Kostenträger einer Rehabilitationsmaßnahme

Bei Versicherten im erwerbsfähigen Alter ist in der Regel die gesetzliche Rentenversicherung der zuständige Kostenträger, unabhängig davon, ob aktuell ein sozialversicherungspflichtiges Arbeitsverhältnis besteht. Entscheidend ist, dass einmal ein Anspruch auf Rehabilitation erworben wurde. Bei Rentnerinnen und Rentnern oder vor Aufnahme einer Erwerbstätigkeit (z. B. Schüler, Studierende) ist die gesetzliche Krankenversicherung der zuständige Kostenträger. Bei Privatversicherten kann je nach individuellem Vertrag der Versicherungsschutz für Rehamaßnahmen fehlen, so dass diese im ungünstigsten Fall die Rehabilitation selbst finanzieren müssten. Eine Sonderregelung gilt, wenn die Traumatisierung im Rahmen eines Arbeitsunfalles erfolgte. In diesem Fall ist die gesetzliche Unfallversicherung (BG) sowohl für die Akutbehandlung als auch für die Rehabilitation zuständig. Als Arbeitsunfall gelten Ereignisse, die „im Verlauf einer Schicht" oder auf dem Weg zum Arbeitsplatz aufgetreten sind. Längere Überlastungssituationen oder z. B. Mobbing erfüllen also nicht die Definition eines Arbeitsunfalles [335].

Spezifische Herausforderungen und Versorgungshemmnisse

In einem aktuellen systematischen Review konnten Kantor et al. [336] bei Erwachsenen mit kindlichen Gewalt- und Missbrauchserfahrungen Sorgen um Stigmatisierung, Scham und Zurückweisung, niedrige mentale Gesundheitskompetenz, mangelndes Wissen und die Behandlung betreffende Zweifel, Sorge um negative soziale Folgen, begrenzte Ressourcen, Zeit und Kosten als allgemeine in der Literatur auffindbare patientenbezogene Barrieren identifizieren. Betroffene mit hoher Ausprägung von Intrusionen und leichterer Depression konnten eher den Weg in die Behandlung finden, wohingegen Alter und Geschlecht dabei keine Rolle spielten. In anderen Untersuchungen standen auch demographische Faktoren bei Traumatisierten in Zusammenhang mit der Inanspruchnahme psychotherapeutischer Angebote. Weibliches Geschlecht, höherer Bildungsstand, Wohnen in der Stadt sowie der Schweregrad der Belastung fanden sich hier als positive Prädiktoren dafür, dass Betroffene den Weg in die Behandlung finden, wohingegen Leben auf dem Land, männliches Geschlecht bzw. niedriger Bildungsgrad sich als negative Prädiktoren zeigen [337–339]. Personenbezogene Faktoren mit einer hinderlichen Wirkung sind

z. B. Angst vor Abwertung oder Ablehnung durch andere [339], Schwierigkeiten eine adäquate Behandlung zu finden, Angst vor Stigmatisierung [340] oder eine negative Einstellung gegenüber der Inanspruchnahme professioneller Hilfe bei Menschen mit psychischen Erkrankungen [341].

Nach wie vor werden die gesetzlichen Möglichkeiten in vielen zuständigen Behörden nicht ausreichend umgesetzt. Gerade in der Kindheit schwer Traumatisierte haben in der Praxis große Schwierigkeiten von den Möglichkeiten des OEG zu profitieren und/oder werden durch sehr langwierige Verfahren belastet [342]. Hier ist zu berücksichtigen, dass die meisten dieser Betroffenen eher an einer komplexen PTBS oder anderen komplexen Folgen von Traumatisierung leiden.

Primärärztliche Versorgung

Oftmals sind im realen Versorgungsalltag bis zum Beginn oder zur Fortsetzung einer traumafokussierten Therapie, die entsprechend qualifizierten Psychotherapeuten obliegt, längere oder lange Zeiträume zu überbrücken.

Herausfordernd ist vor allem die Versorgung von Patientinnen und Patienten, die an besonders schweren, komplexen und trotz vielfacher Bemühungen nicht gebesserten Beschwerden leiden oder jener, die keine Behandlung wünschen [317].

Dies sind seltener Patientinnen und Patienten mit klassischer bzw. „einfacher" PTBS als vielmehr jene mit komplexen Traumafolgestörungen. Diese stellen in der primärärztlichen Versorgung durch die im Rahmen der oft dysfunktionalen Beziehungsgestaltung auftretenden Konflikte und Anforderungen eine enorme Herausforderung für Hausärzte und Praxisteams dar [357]. Wünschenswert wäre die zukünftige Entwicklung, Erforschung und Etablierung integrierter Versorgungsmodelle, in denen diese Aspekte Berücksichtigung finden.

Ambulante psychotherapeutische Versorgung

In einer Vielzahl der Fälle stellen komorbide Störungen, komplexe Traumafolgestörungen, aber auch komplexe soziale und juristische Problemlagen (Elternschaft, Arbeitsplatzunsicherheit, laufende Anträge, Gerichtsverfahren etc.), eine Herausforderung für die psychotherapeutische Behandlung dar, aber auch weitere Alltagsbelastungen, die die Patientinnen und Patienten wiederholt destabilisieren. Häufig erweist sich bei komplexen Traumafolgestörungen der Aufbau von Ressourcen als mühsam oder es bestehen Schwierigkeiten bei der Implementierung und Umsetzung des in der Therapie Erreichten im Alltag. Hinzu kommen Unterstützungsangebote nach Sozialgesetzbuch VI, IX und XII (z. B. betreutes Wohnen und soziotherapeutische Angebote). Probleme bei der Kostenerstattung einzelner unterstützender Verfahren und Maßnahmen erschweren oft das multimodale Arbeiten. Auch länderunterschiedliche Vergütungspauschalen, z. B. im Rahmen der PIA, können sich nachteilig auswirken.

Gerade in komplizierten Fällen besteht häufiger das Problem, dass die Zahl der genehmigten Therapiestunden nicht ausreicht. In komplexen Fällen ist eine Therapieverlängerung nach wie vor oft mit hohen Hürden versehen.

Eine weitere Schwierigkeit kann in anhaltendem Täterkontakt (beispielsweise durch Umgang der Kinder mit dem gewalttätigen früheren Partner) bestehen. All diese Problemlagen können es erschweren, den „richtigen" Zeitpunkt für eine traumafokussierte Arbeit zu finden.

Ein möglicher Ausweg kann ein abgestimmter Wechsel ambulanter und stationärer Therapie-Intervalle sein. Ein wichtiges Ziel verbesserter zukünftiger Versorgung muss deshalb in der Weiterentwicklung optimierter intersektoraler Kommunikation und Vernetzung bestehen. Bisher bestehen hier noch vielfach Abstimmungsprobleme [307, 343].

(Teil)Stationäre Versorgung

Inzwischen herrscht eine starke Ausdifferenzierung der stationär-therapeutischen Angebote. Für die ambulanten Akteure ist es nach gemeinsamer klinischer Erfahrung der Autoren dabei manchmal schwer, gemeinsam mit den Patientinnen und Patienten die konkrete Passung der Angebote zu ermessen und den adäquaten Zugang zu gestalten.

Da regelhaft die Notwendigkeit einer stationären Therapie auf komplizierende Faktoren im Fall hinweist, sollten sich sowohl zuweisende Psychotherapeuten als auch Patienten davor schützen, einen zu hohen Erfolgsdruck und die unrealistische Erwartung an die stationäre Therapie heranzutragen, dass nach dem stationärem Aufenthalt keine Therapie mehr nötig sei oder endlich die berufliche Reintegration gelingen würde. Einzelne stationäre Aufenthalte genügen häufig nicht, bisweilen ist eine Intervalltherapie (siehe oben) erforderlich.

Durch den Druck der Kostenträger entsteht immer wieder eine große Herausforderung, insbesondere, wenn unrealistische Zeitvorgaben und/oder wiederholte, kurzzeitige Kostenzusagen zu einem therapiehinderlichen Mangel an Sicherheit führen. Hinderlich im therapeutischen Prozess sind nicht selten auch laufende Renten- oder Entschädigungsverfahren. Da patientenseitig, gerade im Falle komplexer Traumafolgestörungen, häufig ein hohes Misstrauen besteht, können Behandlerwechsel und (zu) kurze stationäre Aufenthalte den Aufbau von Bindung und Vertrauen erschweren, sollten Therapieunterbrechungen, falls nicht unvermeidbar (z. B. durch Urlaube, Intervalltherapie, Vorgaben der Kostenträger etc.), Ausnahmen bleiben und gut erklärt werden.

Nicht selten bedarf es aufgrund von Überforderungsgefühlen bei Behandlern dringend regelmäßiger traumafokussierter Supervision und Intervision, regelmäßiger Fallbesprechungen und multiprofessioneller Teamsitzungen als unverzichtbarem Standard. Komplexe soziale und juristische Problemlagen erfordern den kontinuierlichen Einbezug sozialarbeiterischer Kompetenz. Dringend sind somatische Syndrome (z. B. von Unfallfolgen) zu beachten und abzuklären. Feste, vorgegebene Strukturen im Stationsbetrieb stehen möglicherweise konflikthaft der

Individualisierung der Behandlung und der Patientenautonomie entgegen. Schon die Unterbringung in Mehrbettzimmern kann für Patientinnen und Patienten nach wiederholten interpersonellen Traumaerfahrungen eine so große Belastung bedeuten, dass ein Therapiefortschritt gefährdet wird. Bei Patienten nach institutioneller Traumatisierung (z. B. Heimunterbringung, politische Inhaftierung) ist zu beachten, dass das stationäre Setting eine Überforderung darstellen kann, so dass allenfalls eine teilstationäre Therapie möglich ist. Insbesondere gegenüber Kostenträgern ist dann zu dokumentieren, dass hieraus keineswegs eine geringe Behandlungsmotivation oder Krankheitsschwere abgeleitet werden kann. Um eine gute Versorgungsqualität sicherstellen zu können, sollte auch strukturell mittel- bis langfristig dafür Sorge getragen werden, dass die Personalschlüssel im stationären Bereich den erhöhten Personalaufwand (z. B. bei traumafokussierter Behandlung) abdecken können.

Spezifische Patientengruppen und Behandlungssettings

In Bezug auf verschiedene Zielgruppen bestehen besondere Herausforderungen in der Versorgung. Eine angemessene Versorgung gerade älterer oder mobilitätseingeschränkter Menschen kann in vieler Hinsicht, aber auch bezogen auf PTBS-Symptomatik Schwierigkeiten bereiten [343]. Wenn eine PTBS im Alter auftritt, so geschieht dies meist in Begleitung von körperlichen Erkrankungen, die auch an anderer Stelle eine erhöhte Inanspruchnahme von Gesundheitseinrichtungen nach sich zieht, wobei häufig die Behandlung der körperlichen Erkrankungen im Vordergrund steht und die PTBS nicht behandelt bzw. nicht erkannt wird. So verzögert sich nicht nur die Genesung, sondern es steigen auch die Kosten [344–347]. Besonders bei dieser Altersgruppe ist eine spezifische Kenntnis der Traumafolgestörungen auch bei hausärztlichen und nicht psychotherapeutisch tätigen Fachärzten unerlässlich. Studien zu Spezifika der traumaspezifischen Versorgung Älterer in Deutschland stehen noch aus, wenngleich hier inzwischen einige klinische Erfahrung besteht [348]. Für Soldaten und Soldatinnen der Bundeswehr zeigt sich eine Lücke zwischen der Gesundheitsversorgung während der Zugehörigkeit zur Bundeswehr, einschließlich der bundeswehrinternen psychotraumatologischen Versorgungsangebote und der Gesundheitsversorgung, die nach Ausscheiden aus dem aktiven Dienst zur Verfügung steht [349]. Siegel et al. betonen auch die Notwendigkeit der Früherkennung sowie den Bedarf nach einheitlichen Behandlungsplänen, eindeutig definierten Ansprechpersonen und einem proaktiven Zugehen auf Betroffene [349]. Nicht nur im militärischen Berufskontext betrifft die Belastung durch Traumafolgestörungen auch Partner und Angehörige. Ein systematischer und regelmäßiger Einbezug der unmittelbar Mitbetroffenen erscheint sinnvoll und kann zu einem erfolgreichen Therapieverlauf beitragen. So konnten Monson et al. [350] zeigen, dass paartherapeutische Interventionen wirksam sind. Der Einbezug von Angehörigen und anderen Bezugspersonen in die psychotherapeutische Behandlung ist jedoch nur in begrenztem Umfang möglich. Bei Kindern zeigte sich, dass 70 % von ihnen nach Offenbarung eines sexuellen Gewalterlebens vielfachen Institutionenkontakt haben, der allerdings nicht immer zu einer spezifischen Traumabehandlung führt [351]. Gründe liegen u. a. in der mangelnden Kooperation der Akteure sowie in der fehlenden Eingliederung von z. B. Beratungsstellen in die etablierte Versorgungslandschaft [352]. Studien zur psychotraumatologischen Versorgung von Geflüchteten [353] verweisen insbesondere auf die Problematik der Sprache und der häufig ungeklärten Kostenübernahme [356]. Für Großschadensereignisse existieren spezielle Versorgungskonzepte, auf die hier nur verwiesen wird [354, 355]. Versorgungsqualität und Versorgungsquantität sind derzeit regional sehr unterschiedlich. Eine Verbesserung der Kenntnisse der Betroffenen, ihres sozialen Umfeldes und der Akteure in der Versorgung wären wünschenswert. Um Barrieren in der Versorgung zu reduzieren könnten regionale Netzwerke hilfreich sein. Insbesondere Betroffene mit stark ausgeprägter Symptomatik brauchen bessere Zugänge zum Versorgungssystem, z. B. über das Internet.

Empfehlungen für künftige Forschung

Insgesamt zeigt sich, dass die Studienlage zur Versorgungsforschung im Bereich der Psychotraumatologie in Deutschland noch unzureichend ist. So existiert kaum Evidenz zu Wegen in die Versorgung, noch sind die vorgeschlagenen Versorgungsstandards durch Forschungsergebnisse belegt. Dies betrifft alle Versorgungsebenen, von der primärärztlichen über die weitere ambulante bis hin zu differenzierten stationären Versorgungsangeboten. Auch zur Entwicklung, Förderung, Erprobung und Implementierung vernetzter und integrierter Versorgungsmodelle besteht dringender Forschungsbedarf. Schließlich wäre weitere Forschung zur Klärung von Barrieren und förderlichen Faktoren für die Inanspruchnahme traumafokussierter psychotherapeutischer Behandlungen ebenso wünschenswert wie die systematische Erfassung der regionalen Versorgungsangebote für den deutschen Sprachraum.

Anhang

Im Folgenden finden sich Materialien, die hilfreich für die primärärztliche Versorgung von Patientinnen und Patienten mit PTBS sein können. Neben einem idealtypischen Versorgungsalgorithmus (Abb A.1) betrifft dies Hinweise zur Gesprächsführung und zu traumaspezifischen Screeningverfahren.

© Ingo Schäfer, Ursula Gast, Arne Hofmann, Christine Knaevelsrud, Astrid Lampe, Peter Liebermann, Annett Lotzin, Andreas Maercker, Rita Rosner, Wolfgang Wöller 2019
I. Schäfer et al. (Hrsg.), *S3-Leitlinie Posttraumatische Belastungsstörung*,
https://doi.org/10.1007/978-3-662-59783-5

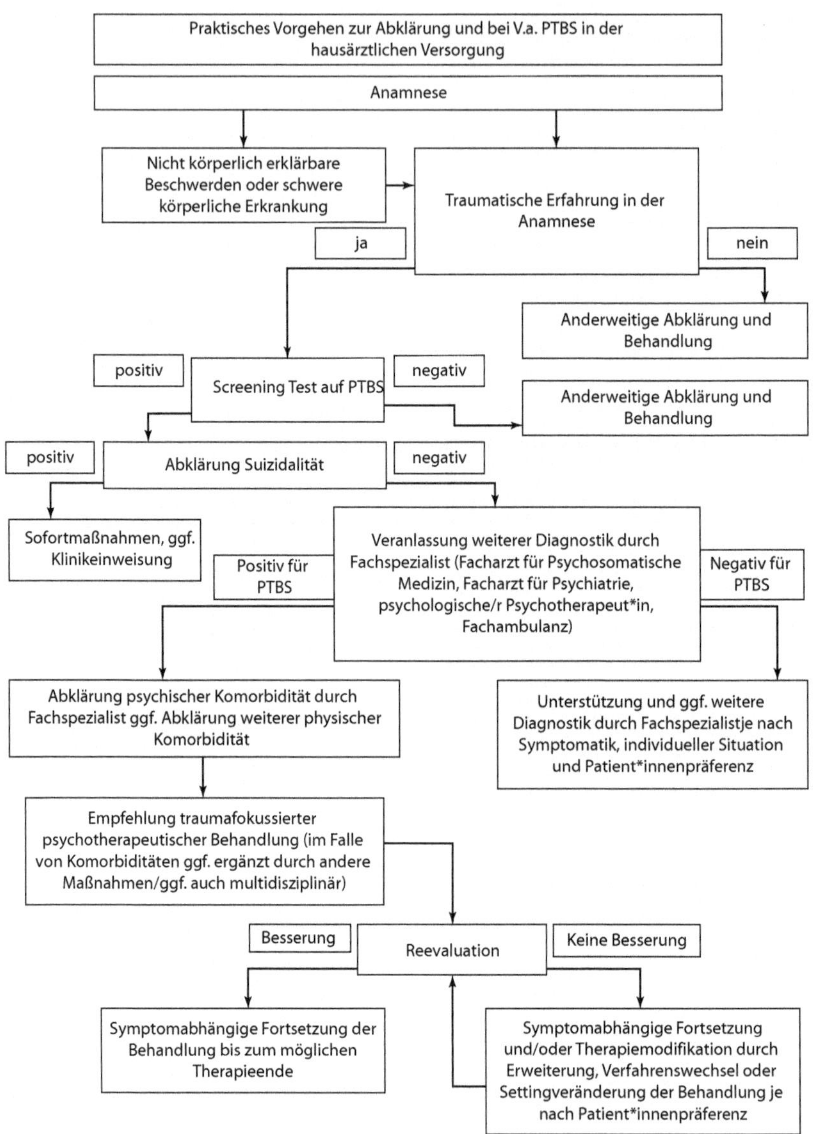

Abb. A.1 Versorgungsalgorithmus

Traumainformierte Gesprächsführung

Die Abklärung in der primärärztlichen Versorgung beinhaltet zunächst eine behutsame (eher globale) anamnestische Abklärung traumatischer Erfahrungen, wenn diese nicht aus der Anamnese bekannt sind, insbesondere in Fällen ausgeprägter somatischer, vegetativer ebenso wie somatisch nicht erklärbarer Beschwerden sowie in Fällen mit schwierigen Verläufen (z. B. schlechte Adhärenz). Grundsätzlich sind geeignete Kommunikationstechniken erlernbar [356] und ein Training ist erfolgversprechend [359]. Hilfreich ist das Konzept der traumainformierten Gesprächsführung und Betreuung (Abb. A.2).

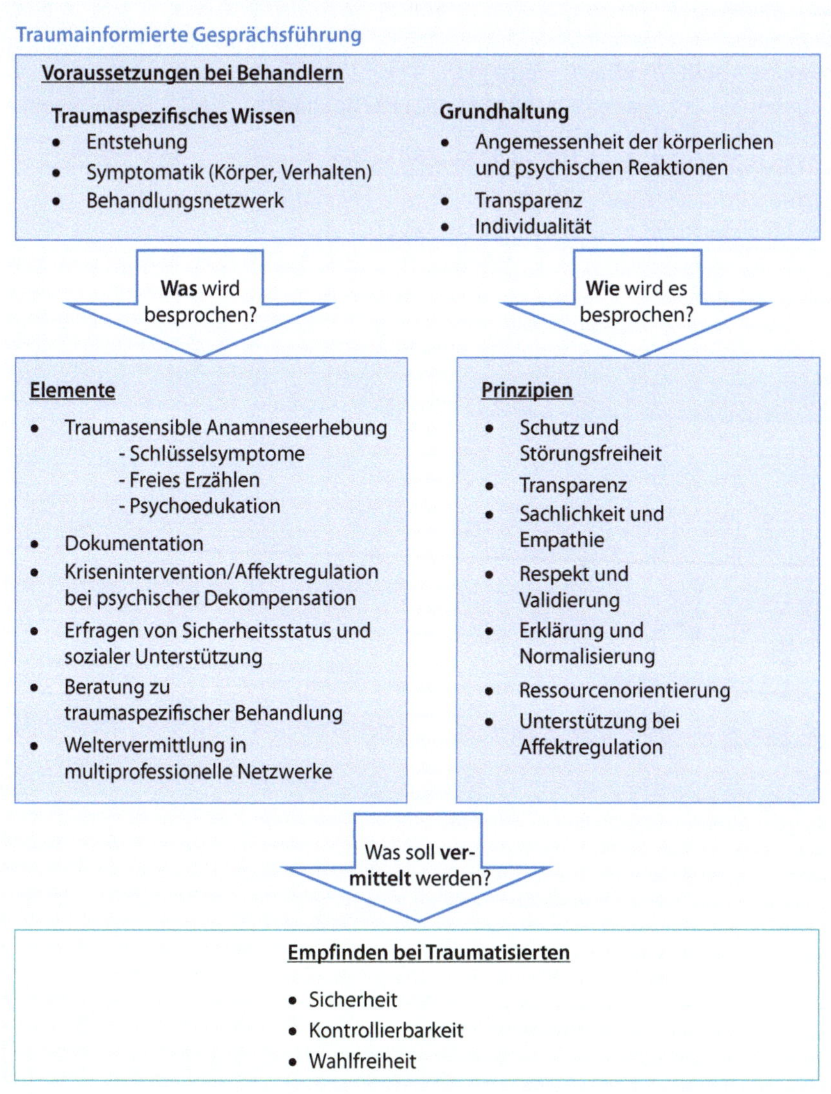

Abb. A.2 traumainformierte Gesprächsführung (mod. nach [308])

Screeningverfahren für die Praxis

Der Einsatz einfacher Screeningtests kann bei entsprechenden anamnestischen Hinweisen empfohlen werden (anlassbezogenes Screening). In Bezug auf traumatische Erfahrungen in der Kindheit kann z. B. die deutsche Fassung der „Adverse Childhood Experiences Scale" zum Einsatz kommen [360] (online verfügbar unter www.zep-hh.de). Zu Traumafolgestörungen wie der PTBS liegen ebenfalls Screeningskalen vor. So ist die kurze Screening Skala für PTBS [361] in deutscher Sprache in verschiedenen Settings evaluiert, für die hausärztliche Praxis durchaus bewährt und online verfügbar: http://www.psychologie.uzh.ch/dam/jcr:-7d0a6468-1f53-47d4-94de-b8654f5bba4f/7itemskala__PTBS_Fragebogen.pdf (letzter Zugriff 03.10.2019)

Eine noch kürzere, für den hausärztlichen Bereich entwickelte Screening-Skala ist die „Primary Care – PTSD Scale", die ebenfalls online verfügbar ist (www.zep-hh.de;letzter Zugriff 03.10.2019) [362].

Literatur

1. National Institute for Clinical Excellence (London) (2005) Post-traumatic stress disorder (PTSD): the management of PTSD in adults and children in primary and secondary care. National Institute for Clinical Excellence, London
2. VA, DoD (2017) VA/DoD clinical practice guideline for the managment of posttraumatic stress disorder and acute stress disorder. Department of Veterans Affairs, Washington, D.C.
3. Phoenix Australia - Centre for Posttraumatic Mental Health (2013) Australian Guidelines for the Treatment of Acute Stress Disorder and Posttraumatic Stress Disorder. Phoenix Australia, Melbourne, Victoria
4. WHO (2013) Guidelines for the management of conditions specifically related to stress. World Health Organization, Geneva
5. American Psychological Association (2017) Clinical practice guideline for the treatment of PTSD. APA, Washington, D. C.
6. Huemer J, Erhart F, Steiner H (2010) Posttraumatic stress disorder in children and adolescents: a review of psychopharmacological treatment. Child Psychiatry Hum Dev 41(6):624–640
7. Keeshin BR, Strawn JR (2014) Psychological and pharmacologic treatment of youth with posttraumatic stress disorder. Child Adolesc Psychiatr Clin N Am 23(2):399–411
8. Maccani MA, Delahanty DL, Nugent NR, Berkowitz SJ (2012) Pharmacological secondary prevention of PTSD in youth: challenges and opportunities for advancement: pharmacology and youth PTSD. J Trauma Stress 25(5):543–550
9. Strawn JR, Keeshin BR, DelBello MP, Geracioti TD, Putnam FW (2010) Psychopharmacologic treatment of posttraumatic stress disorder in children and adolescents. A Rev J Clin Psychiatry 71(07):932–941
10. Cohen JA, Mannarino AP, Perel JM, Staron V (2007) A pilot randomized controlled trial of combined trauma-focused CBT and sertraline for childhood PTSD symptoms. J Am Acad Child Adolesc Psychiatry 46(7):811–819
11. Robb AS, Cueva JE, Sporn J, Yang R, Vanderburg DG (2010) Sertraline treatment of children and adolescents with posttraumatic stress disorder: a double-blind placebo-controlled trial. J Child Adolesc Psychopharmacol 20(6):463–471
12. Robert R, Tcheung WJ, Rosenberg L, Rosenberg M, Mitchell C, Villarreal C et al (2008) Treating thermally injured children suffering symptoms of acute stress with imipramine and fluoxetine: a randomized, double-blind study. Burns 34(7):919–928
13. Steiner H, Saxena KS, Carrion V, Khanzode LA, Silverman M, Chang K (2007) Divalproex sodium for the treatment of PTSD and conduct disordered youth: a pilot randomized controlled clinical trial. Child Psychiatry Hum Dev 38(3):183–193

© Ingo Schäfer, Ursula Gast, Arne Hofmann, Christine Knaevelsrud, Astrid Lampe, Peter Liebermann, Annett Lotzin, Andreas Maercker, Rita Rosner, Wolfgang Wöller 2019
I. Schäfer et al. (Hrsg.), *S3-Leitlinie Posttraumatische Belastungsstörung*,
https://doi.org/10.1007/978-3-662-59783-5

"

14. Gutermann J, Schreiber F, Matulis S, Schwartzkopff L, Deppe J, Steil R (2016) Psychological treatments for symptoms of posttraumatic stress disorder in children, adolescents, and young adults: a meta-analysis. Clin Child Fam Psychol Rev 19(2):77–93
15. Morina N, Koerssen R, Pollet TV (2016) Interventions for children and adolescents with posttraumatic stress disorder: a meta-analysis of comparative outcome studies. Clin Psychol Rev 47:41–54
16. WHO (1992) The ICD-10 classification of mental and behavioural disorders: clinical descriptions and diagnostic guidelines. World Health Organization, Geneva
17. DIMDI (2005) Internationale Klassifikation der Funktionsfähigkeit, Behinderung und Gesundheit. Deutsches Institut für Medizinische Dokumentation und Information, Köln
18. Knaevelsrud C, Stammel N, Boettche M (2012) Posttraumatische Belastungsstörungen bei Folter- und Kriegsopfern: Diagnose und Behandlung. Psychotherapeut 57(5):451–464
19. Wittchen H-U, Freyberger HJ, Stieglitz R-D (2001) Interviews. In: Stieglitz R-D (Hrsg) Psychodiagnostik in Klinischer Psychologie, Psychiatrie, Psychotherapie. Thieme, Stuttgart, S 107–117
20. Fortney JC, Unützer J, Wrenn G, Pyne JM, Smith GR, Schoenbaum M et al (2017) A tipping point for measurement-based care. Psychiatr Serv 68(2):179–188
21. Dreßing H, Foerster K (2015) Begutachtung bei posttraumatischen Belastungsstörungen. Fortschritte Neurol Psychiatr 83(10):579–591
22. Stevens A, Fabra M, Thies E (2013) Self-report vs. clinical interview for posttraumatic stress disorder in medicolegal assessment. Ger J Psychiatry 16(3):87–94
23. Spoont MR, Williams JW, Kehle-Forbes S, Nieuwsma JA, Mann-Wrobel MC, Gross R (2015) Does this patient have posttraumatic stress disorder?: rational clinical examination systematic review. JAMA 314(5):501
24. Taubman-Ben-Ari O, Rabinowitz J, Feldman D, Vaturi R (2001) Post-traumatic stress disorder in primary-care settings: prevalence and physicians' detection. Psychol Med 31(3):555–560
25. Norris F, Friedman M, Watson P (2002) 60,000 disaster victims speak: part II. Summary and implications of the disaster mental health research. Psychiatry 65:240–260
26. Fergusson D, John Horwood L, Boden J, Mulder R. Impact of a major disaster on the mental health of a well-studied cohort. JAMA Psychiatry 2014;71:1025–1031
27. Meewisse M-L, Olff M, Kleber R, Kitchiner NJ, Gersons BPR (2011) The course of mental health disorders after a disaster: predictors and comorbidity. J Trauma Stress 24(4):405–413
28. Zhang Z, Shi Z, Wang L, Liu M (2011) One year later: mental health problems among survivors in hard-hit areas of the Wenchuan earthquake. Public Health 125(5):293–300
29. Tracy M, Norris FH, Galea S (2011) Differences in the determinants of posttraumatic stress disorder and depression after a mass traumatic event. Depress Anxiety 28(8):666–675
30. deRoon-Cassini TA, Mancini AD, Rusch MD, Bonanno GA (2010) Psychopathology and resilience following traumatic injury: a latent growth mixture model analysis. Rehabil Psychol 55(1):1–11
31. Brewin CR, Andrews B, Valentine JD (2000) Meta-analysis of risk factors for posttraumatic stress disorder in trauma-exposed adults. J Consult Clin Psychol 68(5):748–766
32. Ozer E, Best S, Lipsey T, Weiss D, Ozer EJ, Best SR, Lipsey TL, Weiss DS (2003) Predictors of posttraumatic stress disorder and symptoms in adults: a meta-analysis. Psychol Bull 129:52–73. Bd 129, S 52–73
33. Schliehe F, Ewert T (2013) Die Internationale Klassifikation der Funktionsfähigkeit, Behinderung und Gesundheit (ICF) – Aktualisierung der problemorientierten Bestandsaufnahme. Rehabilitation (Stuttg) 52(01):40–50
34. DVfR (2013) Implementierung ICF zur Klassifizierung von psychischen Beeinträchtigungen. https://www.dvfr.de/fileadmin/user_upload/DVfR/Downloads/Stellungnahmen/ICF_Papier_überarbeitet_23_8_13.pdf (Zugegriffen am 04.10.2019)
35. Kelley A, Bering R (2011) Toward a functional diagnosis of posttraumatic stress disorder the application of the international classification of functioning, disability and health – children and youth (ICF-CY). Shaker, Aachen

36. Frommberger U, Angenendt J, Berger M (2014) Post-traumatic stress disorder – a diagnostic and therapeutic challenge. Dtsch Arztebl Int 111(5):59–65

37. Haase A, Schützwohl M (2013) Diagnostik und Differenzialdiagnostik. In: Maercker A (Hrsg) Posttraumatische Belastungsstörungen, 4. Aufl. Springer, Heidelberg

38. Linden M, Baron S (2005) Das „Mini-ICF-Rating für psychische Störungen (Mini-ICF-P)“. Ein Kurzinstrument zur Beurteilung von Fähigkeitsstörungen bei psychischen Erkrankungen. Rehabilitation 44(3):144–151

39. Bisson JI, Ehlers A, Matthews R, Pilling S, Richards D, Turner S (2007) Psychological treatments for chronic post-traumatic stress disorder: systematic review and meta-analysis. Br J Psychiatry 190(2):97–104

40. Foa EB, Dancu CV, Hembree EA, Jaycox LH, Meadows EA, Street GP (1999) A comparison of exposure therapy, stress inoculation training, and their combination for reducing posttraumatic stress disorder in female assault victims. J Consult Clin Psychol 67(2):194–200

41. König J (Hrsg) (2012) Posttraumatische Belastungsstörung: ein Manual zur Cognitive Processing Therapy; [mit CD-ROM]. Hogrefe, Göttingen, S 134. (Therapeutische Praxis)

42. Ehlers A (1999) Posttraumatische Belastungsstörung. Hogrefe, Verl. für Psychologie, Göttingen, S 99. (Fortschritte der Psychotherapie)

43. Schauer M, Elbert T, Neuner F (2011) Narrative exposure therapy: a short-term treatment for traumatic stress disorders, 2nd rev. and expanded Aufl. Hogrefe, Cambridge, MA, S 110

44. Maercker A, Zöllner T, Menning H, Rabe S, Karl A (2006) Dresden PTSD treatment study: randomized controlled trial of motor vehicle accident survivors. BMC Psychiatry [Internet] 6(1). https://bmcpsychiatry.biomedcentral.com/articles/10.1186/1471-244X-6-29 (Zugegriffen am 03.02.2019)

45. Hofmann A, Barre K (2014) EMDR: Therapie psychotraumatischer Belastungssyndrome; [Praxishandbuch zur Behandlung traumatisierter Menschen], 5., vollst. überarb. und erw. Aufl. Stuttgart, Thieme, S 268

46. Shapiro F (2018) Eye movement desensitization and reprocessing (EDMR) therapy: basic principles, protocols, and procedures, 3. Aufl. The Guilford Press, New York

47. Dorrepaal E, Thomaes K, Smit JH, van Balkom AJLM, Veltman DJ, Hoogendoorn AW et al (2012) Stabilizing group treatment for complex posttraumatic stress disorder related to child abuse based on psychoeducation and cognitive behavioural therapy: a multisite randomized controlled trial. Psychother Psychosom 81(4):217–225

48. Najavits LM (2009) Posttraumatische Belastungsstörung und Substanzmissbrauch: das Therapieprogramm „Sicherheit finden“. Hogrefe, Göttingen (Therapeutische Praxis)

49. Cloitre MK, Cohen LR, Koenen CM (2013) Sexueller Missbrauch und Misshandlung in der Kindheit. Ein Therapieprogramm zur Behandlung komplexer Traumafolgen. Hogrefe, Göttingen (Therapeutische Praxis)

50. Cloitre M, Koenen KC, Cohen LR, Han H (2002) Skills training in affective and interpersonal regulation followed by exposure: a phase-based treatment for PTSD related to childhood abuse. J Consult Clin Psychol 70(5):1067–1074

51. Bohus M, Dyer AS, Priebe K, Krüger A, Kleindienst N, Schmahl C et al (2013) Dialectical behaviour therapy for post-traumatic stress disorder after childhood sexual abuse in patients with and without borderline personality disorder: a randomised controlled trial. Psychother Psychosom 82(4):221–233

52. Deblinger E, Pollio E, Dorsey S (2016) Applying trauma-focused cognitive–behavioral therapy in group format. Child Maltreat 21(1):59–73

53. Kuester A, Niemeyer H, Knaevelsrud C (2016) Internet-based interventions for posttraumatic stress: a meta-analysis of randomized controlled trials. Clin Psychol Rev 43:1–16

54. Gonçalves R, Pedrozo AL, Coutinho ESF, Figueira I, Ventura P (2012) Efficacy of virtual reality exposure therapy in the treatment of PTSD: a systematic review. Slater M (Hrsg). PLoS ONE 7(12):e48469

55. Nosè M, Ballette F, Bighelli I, Turrini G, Purgato M, Tol W et al (2017) Psychosocial interventions for post-traumatic stress disorder in refugees and asylum seekers resettled in high-income countries: systematic review and meta-analysis. PLOS ONE 12(2):e0171030

56. Steenkamp MM, Litz BT, Hoge CW, Marmar CR (2015) Psychotherapy for military-related PTSD: a review of randomized clinical trials. JAMA 314(5):489

57. Cusack K, Jonas DE, Forneris CA, Wines C, Sonis J, Middleton JC et al (2016) Psychological treatments for adults with posttraumatic stress disorder: a systematic review and meta-analysis. Clin Psychol Rev 43:128–141

58. Ehring T, Welboren R, Morina N, Wicherts JM, Freitag J, Emmelkamp PMG (2014) Meta-analysis of psychological treatments for posttraumatic stress disorder in adult survivors of childhood abuse. Clin Psychol Rev 34(8):645–657

59. Gerger H, Munder T, Gemperli A, Nüesch E, Trelle S, Jüni P et al (2014) Integrating fragmented evidence by network meta-analysis: relative effectiveness of psychological interventions for adults with post-traumatic stress disorder. Psychol Med 44(15):3151–3164

60. Haagen JFG, Smid GE, Knipscheer JW, Kleber RJ (2015) The efficacy of recommended treatments for veterans with PTSD: a metaregression analysis. Clin Psychol Rev 40:184–194

61. Lambert JE, Alhassoon OM (2015) Trauma-focused therapy for refugees: meta-analytic findings. J Couns Psychol 62(1):28–37

62. Lee DJ, Schnitzlein CW, Wolf JP, Vythilingam M, Rasmusson AM, Hoge CW (2016) Psychotherapy versus pharmacotherapy for posttraumatic stress disorder: systemic review and meta-analyses to determine first-line treatments: research article: comparison of PTSD guidelines. Depress Anxiety 33(9):792–806

63. Watts BV, Schnurr PP, Mayo L, Young-Xu Y, Weeks WB, Friedman MJ (2013) Meta-analysis of the efficacy of treatments for posttraumatic stress disorder. J Clin Psychiatry 74(06):e541–e550

64. Cloitre M, Stovall-McClough KC, Nooner K, Zorbas P, Cherry S, Jackson CL et al (2010) Treatment for PTSD related to childhood abuse: a randomized controlled trial. Am J Psychiatry 167(8):915–924

65. Markowitz JC, Petkova E, Neria Y, Van Meter PE, Zhao Y, Hembree E et al (2015) Is exposure necessary? A randomized clinical trial of interpersonal psychotherapy for PTSD. Am J Psychiatry 172(5):430–440

66. Schottenbauer MA, Glass CR, Arnkoff DB, Tendick V, Gray SH (2008) Nonresponse and dropout rates in outcome studies on PTSD: review and methodological considerations. Psychiatry Interpers Biol Process 71(2):134–168

67. Brom D, Kleber RJ, Defares PB (1989) Brief psychotherapy for posttraumatic stress disorders. J Consult Clin Psychol 57(5):607–612

68. Christensen C, Barabasz A, Barabasz M (2013) Efficacy of abreactive ego state therapy for PTSD: trauma resolution, depression, and anxiety. Int J Clin Exp Hypn 61(1):20–37

69. American Psychiatric Association (1980) Diagnostic and statistical manual of mental disorders; DSM-III. American Psychiatric Association, Washington, D.C.

70. Abdallah CG, Southwick SM, Krystal JH (2017) Neurobiology of posttraumatic stress disorder (PTSD): a path from novel pathophysiology to innovative therapeutics. Neurosci Lett 649:130–132

71. Davidson JR (1997) Biological therapies for posttraumatic stress disorder: an overview. J Clin Psychiatry 58(Suppl 9):29–32

72. Friedman M (1988) Toward rational pharmacotherapy for posttraumatic stress disorder: an interim report. Am J Psychiatry 145(3):281–285

73. Pearlstein T (2000) Antidepressant treatment of posttraumatic stress disorder. J Clin Psychiatry 61(Suppl 7):40–43

74. Detweiler MB, Pagadala B, Candelario J, Boyle JS, Detweiler JG, Lutgens BW. Treatment of post-traumatic stress disorder nightmares at a veterans affairs medical center. J Clin Med. 2016;5(12):117

75. Kessler RC, Aguilar-Gaxiola S, Alonso J, Benjet C, Bromet EJ, Cardoso G et al (2017) Trauma and PTSD in the WHO World Mental Health Surveys. Eur J Psychotraumatol 8(Suppl 5):1353383

76. Bremner J, Randall P, Scott T, Bronen R, Seibyl J, Southwick S (1995) MRI-based measurement of hippocampal volume in patients with combat- related posttraumatic stress disorder. Am J Psychiatry 152(7):973–981

77. Bernardy NC, Friedman MJ (2015) Psychopharmacological strategies in the management of Posttraumatic Stress Disorder (PTSD): what have we learned? Curr Psychiatry Rep [Internet] 17(4). http://link.springer.com/10.1007/s11920-015-0564-2 (Zugegriffen am 03.02.2019)

78. Bernardy NC, Friedman MJ (2017) Pharmacological management of posttraumatic stress disorder. Curr Opin Psychol 14:116–121

79. Gu W, Wang C, Li Z, Wang Z, Zhang X (2016) Pharmacotherapies for posttraumatic stress disorder: a meta-analysis. J Nerv Ment Dis 204(5):331–338

80. Hoskins M, Pearce J, Bethell A, Dankova L, Barbui C, Tol WA et al (2015) Pharmacotherapy for post-traumatic stress disorder: systematic review and meta-analysis. Br J Psychiatry 206(02):93–100

81. Cipriani A, Williams T, Nikolakopoulou A, Salanti G, Chaimani A, Ipser J et al (2018) Comparative efficacy and acceptability of pharmacological treatments for post-traumatic stress disorder in adults: a network meta-analysis. Psychol Med 48(12):1975–1984

82. Hetrick SE, Purcell R, Garner B, Parslow R (2010) Combined pharmacotherapy and psychological therapies for post traumatic stress disorder (PTSD). Cochrane Common Mental Disorders Group (Hrsg). Cochrane Database Syst Rev [Internet]. http://doi.wiley.com/10.1002/14651858.CD007316.pub2 (Zugegriffen am 03.02.2019)

83. Singh B, Hughes AJ, Mehta G, Erwin PJ, Parsaik AK (2016) Efficacy of prazosin in posttraumatic stress disorder: a systematic review and meta-analysis. Prim Care Companion CNS Disord [Internet]. http://www.psychiatrist.com/PCC/article/Pages/2016/v18n04/16r01943.aspx (Zugegriffen am 03.02.2019)

84. Raskind MA, Peskind ER, Chow B, Harris C, Davis-Karim A, Holmes HA et al (2018) Trial of prazosin for post-traumatic stress disorder in military veterans. N Engl J Med 378(6):507–517

85. Stein DJ, Cloitre M, Nemeroff CB, Nutt DJ, Seedat S, Shalev AY et al (2009) Cape town consensus on posttraumatic stress disorder. CNS Spectr 14(1 Suppl 1):52–58

86. Koek RJ, Luong TN (2019) Theranostic pharmacology in PTSD: neurobiology and timing. Prog Neuro-Psychopharmacol Biol Psychiatry 90:245–263

87. Schoretsanitis G, Paulzen M, Unterecker S, Schwarz M, Conca A, Zernig G et al (2018) TDM in psychiatry and neurology: a comprehensive summary of the consensus guidelines for therapeutic drug monitoring in neuropsychopharmacology, update 2017; a tool for clinicians. World J Biol Psychiatry 19(3):162–174

88. Guina J, Rossetter SR, DeRhodes BJ, Nahhas RW, Welton RS (2015) Benzodiazepines for PTSD: a systematic review and meta-analysis. J Psychiatr Pract 21(4):281–303

89. Franco S, Hoertel N, McMahon K, Wang S, Rodríguez-Fernández JM, Peyre H et al (2016) Generalizability of pharmacologic and psychotherapy clinical trial results for posttraumatic stress disorder to community samples. J Clin Psychiatry 77(08):e975–e981

90. Tol WA, Barbui C, van Ommeren M (2013) Management of acute stress, PTSD, and bereavement: WHO recommendations. JAMA 310(5):477

91. Shiner B, Westgate CL, Gui J, Maguen S, Young-Xu Y, Schnurr PP et al (2018) A retrospective comparative effectiveness study of medications for posttraumatic stress disorder in routine practice. J Clin Psychiatry [Internet] 79(5). https://www.psychiatrist.com/JCP/article/Pages/2018/v79/18m12145.aspx (Zugegriffen am 03.02.2019)

92. Kirsch A, Equit M, Michael T (2018) Adjuvante Verfahren. In: Schellong J, Weidner K (Hrsg). Praxisbuch Psychotraumatologie. Thieme, Stuttgart

93. Powers MB, Medina JL, Burns S, Kauffman BY, Monfils M, Asmundson GJG et al (2015) Exercise augmentation of exposure therapy for PTSD: rationale and pilot efficacy data. Cogn Behav Ther 44(4):314–327

94. Schäfer SK, Ihmig FR, Lara HKA, Neurohr F, Kiefer S, Staginnus M et al (2018) Effects of heart rate variability biofeedback during exposure to fear-provoking stimuli within spider-fearful individuals: study protocol for a randomized controlled trial. Trials [Internet] 19(1). https://trialsjournal.biomedcentral.com/articles/10.1186/s13063-018-2554-2 (Zugegriffen am 05.02.2019)

95. de Quervain D, Schwabe L, Roozendaal B (2017) Stress, glucocorticoids and memory: implications for treating fear-related disorders. Nat Rev Neurosci 18(1):7–19

96. de Quervain DJ-F, Bentz D, Michael T, Bolt OC, Wiederhold BK, Margraf J et al (2011) Glucocorticoids enhance extinction-based psychotherapy. Proc Natl Acad Sci 108(16):6621–6625

97. Lass-Hennemann J, Michael T (2014) Endogenous cortisol levels influence exposure therapy in spider phobia. Behav Res Ther 60:39–45

98. de Kleine RA, Hendriks G-J, Kusters WJC, Broekman TG, van Minnen A (2012) A randomized placebo-controlled trial of D-cycloserine to enhance exposure therapy for posttraumatic stress disorder. Biol Psychiatry 71(11):962–968

99. Glynn SM, Eth S, Randolph ET, Foy DW, Urbaitis M, Boxer L et al (1999) A test of behavioral family therapy to augment exposure for combat-related posttraumatic stress disorder. J Consult Clin Psychol 67(2):243–251

100. Galovski TE, Harik JM, Blain LM, Elwood L, Gloth C, Fletcher TD (2016) Augmenting cognitive processing therapy to improve sleep impairment in PTSD: a randomized controlled trial. J Consult Clin Psychol 84(2):167–177

101. Campbell M, Decker KP, Kruk K, Deaver SP (2016) Art therapy and cognitive processing therapy for combat-related PTSD: a randomized controlled trial. Art Ther 33(4):169–177

102. Zoellner LA, Telch M, Foa EB, Farach FJ, McLean CP, Gallop R et al (2017) Enhancing extinction learning in posttraumatic stress disorder with brief daily imaginal exposure and methylene blue: a randomized controlled trial. J Clin Psychiatry 78(7):e782–e789

103. Flanagan JC, Sippel LM, Wahlquist A, Moran-Santa Maria MM, Back SE (2018) Augmenting prolonged exposure therapy for PTSD with intranasal oxytocin: a randomized, placebo-controlled pilot trial. J Psychiatr Res 98:64–69

104. Tuerk PW, Wangelin BC, Powers MB, Smits JAJ, Acierno R, Myers US et al (2018) Augmenting treatment efficiency in exposure therapy for PTSD: a randomized double-blind placebo-controlled trial of yohimbine HCl. Cogn Behav Ther 47(5):351–371

105. Rosaura Polak A, Witteveen AB, Denys D, Olff M (2015) Breathing biofeedback as an adjunct to exposure in cognitive behavioral therapy Hastens the reduction of PTSD symptoms: a pilot study. Appl Psychophysiol Biofeedback 40(1):25–31

106. Yehuda R, Bierer LM, Pratchett LC, Lehrner A, Koch EC, Van Manen JA et al (2015) Cortisol augmentation of a psychological treatment for warfighters with posttraumatic stress disorder: Randomized trial showing improved treatment retention and outcome. Psychoneuroendocrinology 51:589–597

107. Difede J, Cukor J, Wyka K, Olden M, Hoffman H, Lee FS et al (2014) D-cycloserine augmentation of exposure therapy for post-traumatic stress disorder: a pilot randomized clinical trial. Neuropsychopharmacology 39(5):1052–1058

108. Litz BT, Salters-Pedneault K, Steenkamp MM, Hermos JA, Bryant RA, Otto MW et al (2012) A randomized placebo-controlled trial of d-cycloserine and exposure therapy for posttraumatic stress disorder. J Psychiatr Res 46(9):1184–1190

109. Rothbaum BO, Price M, Jovanovic T, Norrholm SD, Gerardi M, Dunlop B et al (2014) A randomized, double-blind evaluation of D-cycloserine or alprazolam combined with virtual reality exposure therapy for posttraumatic stress disorder in Iraq and Afghanistan war veterans. Am J Psychiatry 171(6):640–648

110. Maercker A, Brewin CR, Bryant RA, Cloitre M, van Ommeren M, Jones LM et al (2013) Diagnosis and classification of disorders specifically associated with stress: proposals for ICD-11. World Psychiatry 12(3):198–206

111. Herman JL (1992) Complex PTSD: a syndrome in survivors of prolonged and repeated trauma. J Trauma Stress 5(3):377–391

112. van der Kolk BA, Roth S, Pelcovitz D, Sunday S, Spinazzola J (2005) Disorders of extreme stress: the empirical foundation of a complex adaptation to trauma. J Trauma Stress 18(5):389–399

113. World Health Organization ICD-10: mental and behavioural disorders (F00-F99) [Internet]. http://apps.who.int/classifications/apps/icd/icd10online2003/fr-icd.htm?gf60.htm (Zugegriffen am 06.10.2019)

114. American Psychiatric Association (1998) Diagnostic and statistical manual of mental disorders: DSM-IV ; includes ICD-9-CM codes effective 1. Oct. 96, 4. Aufl. 7. print. American Psychiatric Association, Washington, DC, S 886

115. American Psychiatric Association (2013) American Psychiatric Association, Herausgeber. Diagnostic and statistical manual of mental disorders: DSM-5, 5. Aufl. American Psychiatric Association, Washington, DC, S 947

116. ICD-11 – Mortality and Morbidity Statistics [Internet]. https://icd.who.int/browse11/l-m/en (Zugegriffen am 03.02.2019)

117. Maercker A, Hecker T, Augsburger M, Kliem S (2018) ICD-11 prevalence rates of posttraumatic stress disorder and complex posttraumatic stress disorder in a German nationwide sample. J Nerv Ment Dis 206(4):270–276

118. Cloitre M, Garvert DW, Brewin CR, Bryant RA, Maercker A (2013) Evidence for proposed ICD-11 PTSD and complex PTSD: a latent profile analysis. Eur J Psychotraumatol 4(1):20706

119. Knefel M, Lueger-Schuster B (2013) An evaluation of ICD-11 PTSD and complex PTSD criteria in a sample of adult survivors of childhood institutional abuse. Eur J Psychotraumatol 4; doi: 10.3402/ejpt.v4i0.22608 (Zugegriffen am 06.10.2019)

120. de Jong JTVM, Komproe IH, Spinazzola J, van der Kolk BA, Van Ommeren MH (2005) DESNOS in three postconflict settings: assessing cross-cultural construct equivalence. J Trauma Stress 18(1):13–21

121. Elklit A, Hyland P, Shevlin M (2014) Evidence of symptom profiles consistent with posttraumatic stress disorder and complex posttraumatic stress disorder in different trauma samples. Eur J Psychotraumatol 5; doi: 10.3402/ejpt.v5.24221 (Zugegriffen am 06.10.2019)

122. Perkonigg A, Höfler M, Cloitre M, Wittchen H-U, Trautmann S, Maercker A (2016) Evidence for two different ICD-11 posttraumatic stress disorders in a community sample of adolescents and young adults. Eur Arch Psychiatry Clin Neurosci 266(4):317–328

123. Karatzias T, Shevlin M, Fyvie C, Hyland P, Efthymiadou E, Wilson D et al (2017) Evidence of distinct profiles of Posttraumatic Stress Disorder (PTSD) and Complex Posttraumatic Stress Disorder (CPTSD) based on the new ICD-11 Trauma Questionnaire (ICD-TQ). J Affect Disord 207:181–187

124. Hyland P, Shevlin M, Elklit A, Murphy J, Vallières F, Garvert DW et al (2017) An assessment of the construct validity of the ICD-11 proposal for complex posttraumatic stress disorder. Psychol Trauma Theory Res Pract Policy 9(1):1–9

125. Shevlin M, Hyland P, Karatzias T, Fyvie C, Roberts N, Bisson JI et al (2017) Alternative models of disorders of traumatic stress based on the new ICD-11 proposals. Acta Psychiatr Scand 135(5):419–428

126. Cloitre M, Garvert DW, Weiss B, Carlson EB, Bryant RA (2014) Distinguishing PTSD, complex PTSD, and borderline personality disorder: a latent class analysis. Eur J Psychotraumatol 5(1):25097

127. Wolf EJ, Lunney CA, Schnurr PP (2016) The influence of the dissociative subtype of posttraumatic stress disorder on treatment efficacy in female veterans and active duty service members. J Consult Clin Psychol 84(1):95–100

128. Brewin CR, Cloitre M, Hyland P, Shevlin M, Maercker A, Bryant RA et al (2017) A review of current evidence regarding the ICD-11 proposals for diagnosing PTSD and complex PTSD. Clin Psychol Rev 58:1–15

129. Sack M, Sachsse U, Overkamp B, Dulz B (2013) Traumafolgestörungen bei Patienten mit Borderline-Persönlichkeitsstörung: Ergebnisse einer Multicenterstudie. Nervenarzt 84(5):608–614

130. Beidel DC, Frueh BC, Uhde TW, Wong N, Mentrikoski JM (2011) Multicomponent behavioral treatment for chronic combat-related posttraumatic stress disorder: a randomized controlled trial. J Anxiety Disord 25(2):224–231

131. Bradley RG, Follingstad DR (2003) Group therapy for incarcerated women who experienced interpersonal violence: a pilot study. J Trauma Stress 16(4):337–340
132. Church D, Hawk C, Brooks AJ, Toukolehto O, Wren M, Dinter I et al (2013) Psychological trauma symptom improvement in veterans using emotional freedom techniques: a randomized controlled trial. J Nerv Ment Dis 201(2):153–160
133. Clarke SB, Rizvi SL, Resick PA (2008) Borderline personality characteristics and treatment outcome in cognitive-behavioral treatments for PTSD in female rape victims. Behav Ther 39(1):72–78
134. Connolly S, Sakai C (2011) Brief trauma intervention with Rwandan genocide-survivors using thought field therapy. Int J Emerg Ment Health 13(3):161–172
135. Crespo M, Arinero M (2010) Assessment of the efficacy of a psychological treatment for women victims of violence by their intimate male partner. Span J Psychol 13(2):849–863
136. Kip KE, Rosenzweig L, Hernandez DF, Shuman A, Sullivan KL, Long CJ et al (2013) Randomized controlled trial of Accelerated Resolution Therapy (ART) for symptoms of combat-related Post-Traumatic Stress Disorder (PTSD). Mil Med 178(12):1298–1309
137. McDonagh A, Friedman M, McHugo G, Ford J, Sengupta A, Mueser K et al (2005) Randomized trial of cognitive-behavioral therapy for chronic posttraumatic stress disorder in adult female survivors of childhood sexual abuse. J Consult Clin Psychol 73(3):515–524
138. Monson CM, Schnurr PP, Resick PA, Friedman MJ, Young-Xu Y, Stevens SP (2006) Cognitive processing therapy for veterans with military-related posttraumatic stress disorder. J Consult Clin Psychol 74(5):898–907
139. Paivio SC, Jarry JL, Chagigiorgis H, Hall I, Ralston M (2010) Efficacy of two versions of emotion-focused therapy for resolving child abuse trauma. Psychother Res 20(3):353–366
140. Price C (2005) Body-oriented therapy in recovery from child sexual abuse: an efficacy study. Altern Ther Health Med 11(5):46–57
141. Resick PA, Galovski TE, Uhlmansiek MO, Scher CD, Clum GA, Young-Xu Y (2008) A randomized clinical trial to dismantle components of cognitive processing therapy for posttraumatic stress disorder in female victims of interpersonal violence. J Consult Clin Psychol 76(2):243–258
142. Creamer M, Burgess P, McFarlane AC (2001) Post-traumatic stress disorder: findings from the Australian National Survey of Mental Health and Well-being. Psychol Med 31(7):1237–1247
143. Perkonigg A, Kessler RC, Storz S, Wittchen HU (2000) Traumatic events and post-traumatic stress disorder in the community: prevalence, risk factors and comorbidity. Acta Psychiatr Scand 101(1):46–59
144. Kessler RC, Sonnega A, Bromet E, Hughes M, Nelson CB (1995) Posttraumatic stress disorder in the National Comorbidity Survey. Arch Gen Psychiatry 52(12):1048–1060
145. Australian Bureau of Statistics (2008) National Survey of Mental Health and Wellbeing: summary of results [Internet]. http://www.abs.gov.au/ausstats/abs@.nsf/mf/4326.0 (Zugegriffen am 17.02.2019)
146. Pagura J, Stein MB, Bolton JM, Cox BJ, Grant B, Sareen J (2010) Comorbidity of borderline personality disorder and posttraumatic stress disorder in the U.S. population. J Psychiatr Res 44(16):1190–1198
147. Mills K (2006) Trauma, PTSD, and substance use disorders: findings from the Australian National Survey of Mental Health and Well-Being. Am J Psychiatry 163(4):652–658
148. Frías Á, Palma C (2015) Comorbidity between post-traumatic stress disorder and borderline personality disorder: a review. Psychopathology 48(1):1–10
149. Kostaras P, Bergiannaki J-D, Psarros C, Ploumbidis D, Papageorgiou C (2017) Posttraumatic stress disorder in outpatients with depression: still a missed diagnosis. J Trauma Dissociation 18(2):233–247
150. Grabe HJ, Meyer C, Hapke U, Rumpf HJ, Freyberger HJ, Dilling H et al (2001) Lifetime-comorbidity of obsessive-compulsive disorder and subclinical obsessive-compulsive disorder in Northern Germany. Eur Arch Psychiatry Clin Neurosci 251(3):130–135
151. Schäfer I, Eiroa-Orosa FJ, Schroeder K, Harfst T, Aderhold V (2015) Posttraumatische Störungen bei Patienten mit Erkrankungen aus dem schizophrenen Formenkreis. Nervenarzt 86(7):818–825

152. Assion H-J, Brune N, Schmidt N, Aubel T, Edel M-A, Basilowski M et al (2009) Trauma exposure and post-traumatic stress disorder in bipolar disorder. Soc Psychiatry Psychiatr Epidemiol 44(12):1041–1049

153. Spencer AE, Faraone SV, Bogucki OE, Pope AL, Uchida M, Milad MR et al (2016) Examining the association between posttraumatic stress disorder and attention-deficit/hyperactivity disorder: a systematic review and meta-analysis. J Clin Psychiatry 77(01):72–83

154. Moeller-Bertram T, Keltner J, Strigo IA (2012) Pain and post traumatic stress disorder – Review of clinical and experimental evidence. Neuropharmacology 62(2):586–597

155. Scioli-Salter ER, Forman DE, Otis JD, Gregor K, Valovski I, Rasmusson AM (2015) The shared neuroanatomy and neurobiology of comorbid chronic pain and PTSD: therapeutic implications. Clin J Pain 31(4):363–374

156. Bryant RA, Ekasawin S, Chakrabhand S, Suwanmitri S, Duangchun O, Chantaluckwong T (2011) A randomized controlled effectiveness trial of cognitive behavior therapy for post-traumatic stress disorder in terrorist-affected people in Thailand. World Psychiatry 10(3):205–209

157. Lockwood E, Forbes D (2014) Posttraumatic stress disorder and comorbidity: untangling the Gordian Knot. Psychol Inj Law 7(2):108–121

158. Koenen KC, Moffitt TE, Caspi A, Gregory A, Harrington H, Poulton R (2008) The developmental mental-disorder histories of adults with posttraumatic stress disorder: a prospective longitudinal birth cohort study. J Abnorm Psychol 117(2):460–466

159. Stander VA, Thomsen CJ, Highfill-McRoy RM (2014) Etiology of depression comorbidity in combat-related PTSD: a review of the literature. Clin Psychol Rev 34(2):87–98

160. Breslau N, Davis GC, Schultz LR (2003) Posttraumatic stress disorder and the incidence of nicotine, alcohol, and other drug disorders in persons who have experienced trauma. Arch Gen Psychiatry 60(3):289–294

161. Kaysen D, Atkins DC, Simpson TL, Stappenbeck CA, Blayney JA, Lee CM et al (2014) Proximal relationships between PTSD symptoms and drinking among female college students: results from a daily monitoring study. Psychol Addict Behav 28(1):62–73

162. Sheerin C, Berenz EC, Knudsen GP, Reichborn-Kjennerud T, Kendler KS, Aggen SH et al (2016) A population-based study of help seeking and self-medication among trauma-exposed individuals. Psychol Addict Behav 30(7):771–777

163. Swendsen J, Conway KP, Degenhardt L, Glantz M, Jin R, Merikangas KR et al (2010) Mental disorders as risk factors for substance use, abuse and dependence: results from the 10-year follow-up of the National Comorbidity Survey: mental disorders as risk factors for substance use. Addiction 105(6):1117–1128

164. Flory JD, Yehuda R (2015) Comorbidity between post-traumatic stress disorder and major depressive disorder: alternative explanations and treatment considerations. Dialogues Clin Neurosci 17(2):141–150

165. O'Donnell ML, Creamer M, Pattison P (2004) Posttraumatic stress disorder and depression following trauma: understanding comorbidity. Am J Psychiatry 161(8):1390–1396

166. Grubaugh AL, Zinzow HM, Paul L, Egede LE, Frueh BC (2011) Trauma exposure and post-traumatic stress disorder in adults with severe mental illness: a critical review. Clin Psychol Rev 31(6):883–899

167. Stein NR, Dickstein BD, Schuster J, Litz BT, Resick PA (2012) Trajectories of response to treatment for posttraumatic stress disorder. Behav Ther 43(4):790–800

168. van Minnen A, Arntz A, Keijsers GPJ (2002) Prolonged exposure in patients with chronic PTSD: predictors of treatment outcome and dropout. Behav Res Ther 40(4):439–457

169. Tarrier N, Sommerfield C, Pilgrim H, Faragher B (2000) Factors associated with outcome of cognitive-behavioural treatment of chronic post-traumatic stress disorder. Behav Res Ther 38(2):191–202

170. Steindl SR, Young RM, Creamer M, Crompton D (2003) Hazardous alcohol use and treatment outcome in male combat veterans with posttraumatic stress disorder. J Trauma Stress 16(1):27–34

171. Feeny NC, Zoellner LA, Foa EB (2002) Treatment outcome for chronic PTSD among female assault victims with borderline personality characteristics: a preliminary examination. J Personal Disord 16(1):30–40

172. van Dam D, Ehring T, Vedel E, Emmelkamp PM (2013) Trauma-focused treatment for posttraumatic stress disorder combined with CBT for severe substance use disorder: a randomized controlled trial. BMC Psychiatry [Internet] 13(1). http://bmcpsychiatry.biomedcentral.com/articles/10.1186/1471-244X-13-172 (Zugegriffen am 03.02.2019)

173. Fontana A, Rosenheck R, Desai R (2012) Comparison of treatment outcomes for veterans with posttraumatic stress disorder with and without comorbid substance use/dependence. J Psychiatr Res 46(8):1008–1014

174. Olatunji BO, Cisler JM, Tolin DF (2010) A meta-analysis of the influence of comorbidity on treatment outcome in the anxiety disorders. Clin Psychol Rev 30(6):642–654

175. Cerimele JM, Bauer AM, Fortney JC, Bauer MS (2017) Patients with co-occurring bipolar disorder and posttraumatic stress disorder: a rapid review of the literature. J Clin Psychiatry 78(5):e506–e514

176. Harned MS, Rizvi SL, Linehan MM (2010) Impact of co-occurring posttraumatic stress disorder on suicidal women with borderline personality disorder. Am J Psychiatry 167(10):1210–1217

177. Holtzheimer PE, Russo J, Zatzick D, Bundy C, Roy-Byrne PP (2005) The impact of comorbid posttraumatic stress disorder on short-term clinical outcome in hospitalized patients with depression. Am J Psychiatry 162(5):970–976

178. Seow LSE, Ong C, Mahesh MV, Sagayadevan V, Shafie S, Chong SA et al (2016) A systematic review on comorbid post-traumatic stress disorder in schizophrenia. Schizophr Res 176(2–3):441–451

179. Krysinska K, Lester D (2010) Post-traumatic stress disorder and suicide risk: a systematic review. Arch Suicide Res 14(1):1–23

180. Tarrier N, Gregg L (2004) Suicide risk in civilian PTSD patients: predictors of suicidal ideation, planning and attempts. Soc Psychiatry Psychiatr Epidemiol [Internet] 39(8). Verfügbar unter: http://link.springer.com/10.1007/s00127-004-0799-4 (Zugegriffen am 03.02.2019)

181. Rojas SM, Bujarski S, Babson KA, Dutton CE, Feldner MT (2014) Understanding PTSD comorbidity and suicidal behavior: associations among histories of alcohol dependence, major depressive disorder, and suicidal ideation and attempts. J Anxiety Disord 28(3):318–325

182. Gros DF, Price M, Strachan M, Yuen EK, Milanak ME, Acierno R (2012) Behavioral activation and therapeutic exposure: an investigation of relative symptom changes in PTSD and depression during the course of integrated behavioral activation, situational exposure, and imaginal exposure techniques. Behav Modif 36(4):580–599

183. Nixon RDV, Nearmy DM (2011) Treatment of comorbid posttraumatic stress disorder and major depressive disorder: a pilot study. J Trauma Stress 24(4):451–455

184. Cloitre M, Courtois C, Ford J, Green B, Alexander P, Briere J. (2012) The ISTSS expert consensus treatment guidelines for complex PTSD in adults [Internet]. https://www.istss.org/ISTSS_Main/media/Documents/ISTSS-Expert-Concesnsus-Guidelines-for-Complex-PTSD-Updated-060315.pdf (Zugegriffen am 04.10.2019)

185. Hagenaars MA, van Minnen A, Hoogduin KAL (2010) The impact of dissociation and depression on the efficacy of prolonged exposure treatment for PTSD. Behav Res Ther 48(1):19–27

186. International Society for the Study of Trauma and Dissociation (2011) Guidelines for treating dissociative identity disorder in adults, third revision. J Trauma Dissociation 12(2):115–187

187. van Minnen A, Harned MS, Zoellner L, Mills K (2012) Examining potential contraindications for prolonged exposure therapy for PTSD. Eur J Psychotraumatol 3(1):18805

188. Bradley R, Greene J, Russ E, Dutra L, Westen D (2005) A multidimensional meta-analysis of psychotherapy for PTSD. Am J Psychiatry 162(2):214–227

189. Ronconi JM, Shiner B, Watts BV (2014) Inclusion and exclusion criteria in randomized controlled trials of psychotherapy for PTSD. J Psychiatr Pract 20(1):25–37

190. van den Berg DPG, de Bont PAJM, van der Vleugel BM, de Roos C, de Jongh A, Van Minnen A et al (2015) Prolonged exposure vs eye movement desensitization and reprocessing vs

waiting list for posttraumatic stress disorder in patients with a psychotic disorder: a randomized clinical trial. JAMA Psychiatry 72(3):259

191. Killeen T, Hien D, Campbell A, Brown C, Hansen C, Jiang H et al (2008) Adverse events in an integrated trauma-focused intervention for women in community substance abuse treatment. J Subst Abus Treat 35(3):304–311

192. Roberts NP, Roberts PA, Jones N, Bisson JI (2016) Psychological therapies for post-traumatic stress disorder and comorbid substance use disorder. Cochrane Common Mental Disorders Group (Hrsg). Cochrane Database Syst Rev [Internet]. http://doi.wiley.com/10.1002/14651858.CD010204.pub2 (Zugegriffen am 08.02.2019)

193. Sin J, Spain D, Furuta M, Murrells T, Norman I (2017) Psychological interventions for post-traumatic stress disorder (PTSD) in people with severe mental illness. Cochrane Schizophrenia Group, Herausgeber. Cochrane Database Syst Rev [Internet]. http://doi.wiley.com/10.1002/14651858.CD011464.pub2 (Zugegriffen am 08.02.2019)

194. Simpson TL, Lehavot K, Petrakis IL (2017) No wrong doors: findings from a critical review of behavioral randomized clinical trials for individuals with co-occurring alcohol/drug problems and posttraumatic stress disorder. Alcohol Clin Exp Res 41(4):681–702

195. Foa EB, Yusko DA, McLean CP, Suvak MK, Bux DA, Oslin D et al (2013) Concurrent naltrexone and prolonged exposure therapy for patients with comorbid alcohol dependence and PTSD: a randomized clinical trial. JAMA 310(5):488–495

196. Sannibale C, Teesson M, Creamer M, Sitharthan T, Bryant RA, Sutherland K et al (2013) Randomized controlled trial of cognitive behaviour therapy for comorbid post-traumatic stress disorder and alcohol use disorders. Addiction 108(8):1397–1410

197. Cash Ghee A, Bolling LC, Johnson CS (2009) The efficacy of a condensed seeking safety intervention for women in residential chemical dependence treatment at 30 days posttreatment. J Child Sex Abuse 18(5):475–488

198. Coffey SF, Schumacher JA, Nosen E, Littlefield AK, Henslee AM, Lappen A et al (2016) Trauma-focused exposure therapy for chronic posttraumatic stress disorder in alcohol and drug dependent patients: a randomized controlled trial. Psychol Addict Behav 30(7):778–790

199. Hien DA, Cohen LR, Miele GM, Litt LC, Capstick C (2004) Promising treatments for women with comorbid PTSD and substance use disorders. Am J Psychiatry 161(8):1426–1432

200. Hien DA, Levin FR, Ruglass LM, López-Castro T, Papini S, Hu M-C et al (2015) Combining seeking safety with sertraline for PTSD and alcohol use disorders: a randomized controlled trial. J Consult Clin Psychol 83(2):359–369

201. McGovern MP, Lambert-Harris C, Xie H, Meier A, McLeman B, Saunders E (2015) A randomized controlled trial of treatments for co-occurring substance use disorders and post-traumatic stress disorder: substance use disorders and PTSD. Addiction 110(7):1194–1204

202. Mills KL, Teesson M, Back SE, Brady KT, Baker AL, Hopwood S, et al (2012) Integrated exposure-based therapy for co-occurring posttraumatic stress disorder and substance dependence: a randomized controlled trial. JAMA [Internet] 308(7). http://jama.jamanetwork.com/article.aspx?doi=10.1001/jama.2012.9071(Zugegriffen am 03.02.2019)

203. Stappenbeck CA, Luterek JA, Kaysen D, Rosenthal CF, Gurrad B, Simpson TL (2015) A controlled examination of two coping skills for daily alcohol use and PTSD symptom severity among dually diagnosed individuals. Behav Res Ther 66:8–17

204. Zlotnick C, Johnson J, Najavits LM (2009) Randomized controlled pilot study of cognitive-behavioral therapy in a sample of incarcerated women with substance use disorder and PTSD. Behav Ther 40(4):325–336

205. Back SE, Brady KT, Sonne SC, Verduin ML (2006) Symptom improvement in co-occurring PTSD and alcohol dependence. J Nerv Ment Dis 194(9):690–696

206. Hien DA, Wells EA, Jiang H, Suarez-Morales L, Campbell AN, Cohen LR et al (2009) Multisite randomized trial of behavioral interventions for women with co-occurring PTSD and substance use disorders. J Consult Clin Psychol 77(4):607–619

207. McGovern MP, Lambert-Harris C, Alterman AI, Xie HY, Meier A (2011) A randomized controlled trial comparing integrated cognitive behavioral therapy versus individual addiction counseling for co-occurring substance use and posttraumatic stress disorders. J Dual Diagn 7(4):207–227

208. van den Berg DPG, van der Vleugel BM, de Bont PAJM, Thijssen G, de Roos C, de Kleine R et al (2016) Exposing therapists to trauma-focused treatment in psychosis: effects on credibility, expected burden, and harm expectancies. Eur J Psychotraumatol 7(1):31712

209. Steel C, Hardy A, Smith B, Wykes T, Rose S, Enright S et al (2017) Cognitive–behaviour therapy for post-traumatic stress in schizophrenia. a randomized controlled trial. Psychol Med 47(01):43–51

210. Dunn NJ, Rehm LP, Schillaci J, Souchek J, Mehta P, Ashton CM et al (2007) A randomized trial of self-management and psychoeducational group therapies for comorbid chronic posttraumatic stress disorder and depressive disorder. J Trauma Stress 20(3):221–237

211. Mueser KT, Gottlieb JD, Xie H, Lu W, Yanos PT, Rosenberg SD et al (2015) Evaluation of cognitive restructuring for post-traumatic stress disorder in people with severe mental illness. Br J Psychiatry 206(06):501–508

212. Mueser KT, Rosenberg SD, Xie H, Jankowski MK, Bolton EE, Lu W et al (2008) A randomized controlled trial of cognitive-behavioral treatment for posttraumatic stress disorder in severe mental illness. J Consult Clin Psychol 76(2):259–271

213. van den Berg D, de Bont PAJM, van der Vleugel BM, de Roos C, de Jongh A, van Minnen A et al (2018) Long-term outcomes of trauma-focused treatment in psychosis. Br J Psychiatry 212(03):180–182

214. de Bont PAJM, van den Berg DPG, van der Vleugel BM, de Roos C, de Jongh A, van der Gaag M et al (2016) Prolonged exposure and EMDR for PTSD v. a PTSD waiting-list condition: effects on symptoms of psychosis, depression and social functioning in patients with chronic psychotic disorders. Psychol Med 46(11):2411–2421

215. van den Berg DPG, de Bont PAJM, van der Vleugel BM, de Roos C, de Jongh A, van Minnen A et al (2016) Trauma-focused treatment in PTSD patients with psychosis: symptom exacerbation, adverse events, and revictimization. Schizophr Bull 42(3):693–702

216. Schäfer I, Najavits LM (2007) Clinical challenges in the treatment of patients with posttraumatic stress disorder and substance abuse. Curr Opin Psychiatry 20 (6):614–618

217. van Dam D, Vedel E, Ehring T, Emmelkamp PMG (2012) Psychological treatments for concurrent posttraumatic stress disorder and substance use disorder: A systematic review. Clin Psychol Rev 32 (3):202–214

218. Coffey SF, Stasiewicz PR, Hughes PM, Brimo ML (2006) Trauma-focused imaginal exposure for individuals with comorbid posttraumatic stress disorder and alcohol dependence: Revealing mechanisms of alcohol craving in a cue reactivity paradigm. Psychol Addict Behav 20 (4):425–435

219. Wolff N, Huening J, Shi J, Frueh BC, Hoover DR, McHugo G (2015) Implementation and effectiveness of integrated trauma and addiction treatment for incarcerated men. J Anxiety Disord 30:66–80

220. Copeland WE, Keeler G, Angold A, Costello EJ (2007) Traumatic events and posttraumatic stress in childhood. Arch Gen Psychiatry 64(5):577

221. Landolt MA, Schnyder U, Maier T, Schoenbucher V, Mohler-Kuo M (2013) Trauma exposure and posttraumatic stress disorder in adolescents: a National Survey in Switzerland: trauma exposure and PTSD in swiss adolescents. J Trauma Stress 26(2):209–216

222. McLaughlin KA, Koenen KC, Hill ED, Petukhova M, Sampson NA, Zaslavsky AM et al (2013) Trauma exposure and posttraumatic stress disorder in a national sample of adolescents. J Am Acad Child Adolesc Psychiatry 52(8):815–830.e14

223. Alisic E, Zalta AK, van Wesel F, Larsen SE, Hafstad GS, Hassanpour K et al (2014) Rates of post-traumatic stress disorder in trauma-exposed children and adolescents: meta-analysis. Br J Psychiatry 204(05):335–340

224. Saß H, Houben I, American Psychiatric Association (Hrsg) (2001) Diagnostisches und statistisches Manual psychischer Störungen: DSM-IV; übersetzt nach der vierten Auflage des diagnostic and statistical manual of mental disorders der American Psychiatric Association, 3., unveränd. Aufl. Hogrefe, Verl. für Psychologie, Göttingen, S 967

225. Scheeringa MS, Zeanah CH, Myers L, Putnam FW (2005) Predictive validity in a prospective follow-up of PTSD in preschool children. J Am Acad Child Adolesc Psychiatry 44(9):899–906
226. Osofsky JD, Osofsky HJ, Weems CF, King LS, Hansel TC (2015) Trajectories of post-traumatic stress disorder symptoms among youth exposed to both natural and technological disasters. J Child Psychol Psychiatry 56(12):1347–1355
227. Cutajar MC, Mullen PE, Ogloff JRP, Thomas SD, Wells DL, Spataro J (2010) Psychopathology in a large cohort of sexually abused children followed up to 43 years. Child Abuse Negl 34(11):813–822
228. Felitti VJ, Anda RF, Nordenberg D, Williamson DF, Spitz AM, Edwards V et al (1998) Relationship of childhood abuse and household dysfunction to many of the leading causes of death in adults. The Adverse Childhood Experiences (ACE) Study. Am J Prev Med 14(4):245–258
229. Teicher MH, Samson JA (2013) Childhood maltreatment and psychopathology: a case for ecophenotypic variants as clinically and neurobiologically distinct subtypes. Am J Psychiatry 170(10):1114–1133
230. Wang C-W, Chan CLW, Ho RTH (2013) Prevalence and trajectory of psychopathology among child and adolescent survivors of disasters: a systematic review of epidemiological studies across 1987–2011. Soc Psychiatry Psychiatr Epidemiol 48(11):1697–1720
231. Scheeringa MS, Zeanah CH (2008) Reconsideration of harm's way: onsets and comorbidity patterns of disorders in preschool children and their caregivers following hurricane Katrina. J Clin Child Adolesc Psychol 37(3):508–518
232. Cloitre M, Stolbach BC, Herman JL, van der Kolk B, Pynoos R, Wang J et al (2009) A developmental approach to complex PTSD: Childhood and adult cumulative trauma as predictors of symptom complexity. J Trauma Stress 22(5):399–408
233. Ruf M, Schauer M, Elbert T (2010) Prävalenz von traumatischen Stresserfahrungen und seelischen Erkrankungen bei in Deutschland lebenden Kindern von Asylbewerbern. Z Klin Psychol Psychother 39(3):151–160
234. Australian Centre for Posttraumatic Mental Health (ACPMH) (2013) Acute stress disorder and poststraumatic stress disorder in children and adolescents – a practicioner guide to treatment. ACPMH, Australia
235. Rosner R, Unterhitzenberger J. Posttraumatische Belastungsstörung (2019) In: Schneider S, Margraf J (Hrsg) Verhaltenstherapie im Kindes- und Jugendalter. Springer, Berlin
236. Trickey D, Siddaway AP, Meiser-Stedman R, Serpell L, Field AP (2012) A meta-analysis of risk factors for post-traumatic stress disorder in children and adolescents. Clin Psychol Rev 32(2):122–138
237. Landolt M (2012) Psychotraumatologie des Kindesalters: Grundlagen, Diagnostik und Interventionen, 2., überarbeitete und erweiterte Aufl. Hogrefe, Göttingen/Bern/Wien, S 224
238. Meiser-Stedman R, Smith P, Glucksman E, Yule W, Dalgleish T (2007) Parent and child agreement for acute stress disorder, post-traumatic stress disorder and other psychopathology in a prospective study of children and adolescents exposed to single-event trauma. J Abnorm Child Psychol 35(2):191–201
239. Schreier H, Ladakakos C, Morabito D, Chapman L, Knudson MM (2005) Posttraumatic stress symptoms in children after mild to moderate pediatric trauma: a longitudinal examination of symptom prevalence, correlates, and parent-child symptom reporting. J Trauma 58(2):353–363
240. Stover CS, Hahn H, Im JJY, Berkowitz S (2010) Agreement of parent and child reports of trauma exposure and symptoms in the early aftermath of a traumatic event. Psychol Trauma Theory Res Pract Policy 2(3):159–168
241. Goldbeck L, Jensen TK (2017) The diagnostic spectrum of trauma-related disorders in children and adolescents. In: Landolt MA, Cloitre M, Schnyder U (Hrsg) Evidence-based treatments for trauma related disorders in children and adolescents [Internet]. Springer International Publishing, Cham S 3–28. http://link.springer.com/10.1007/978-3-319-46138-0_1 (Zugegriffen am 06.02.2019)

242. Steil R, Rosner R (2009) Posttraumatische Belastungsstörung. Hogrefe, Göttingen/Bern/ Wien, S 140. (Leitfaden Kinder- und Jugendpsychotherapie)

243. Saß H (2003) American Psychiatric Association, Herausgeber. Diagnostische Kriterien des Diagnostischen und Statistischen Manuals psychischer Störungen DSM-IV-TR. Hogrefe, Göttingen, S 370

244. Scheeringa MS, Weems CF, Cohen JA, Amaya-Jackson L, Guthrie D (2011) Trauma-focused cognitive-behavioral therapy for posttraumatic stress disorder in three-through six year-old children: a randomized clinical trial: TF-CBT for young children with PTSD. J Child Psychol Psychiatry 52(8):853–860

245. Scheeringa MS, Zeanah CH, Myers L, Putnam FW (2003) New findings on alternative criteria for PTSD in preschool children. J Am Acad Child Adolesc Psychiatry 42(5):561–570

246. Scheeringa MS, Zeanah CH, Cohen JA (2011) PTSD in children and adolescents: toward an empirically based algorithma. Depress Anxiety 28(9):770–782

247. Schneider S, Pflug V, Margraf J, In-Albon T (2017) Kinder-DIPS: Diagnostisches Interview bei psychischen Störungen im Kindes- und Jugendalter. Ruhr-Univ Boch RUB [Internet]. https://omp.ub.rub.de/index.php/RUB/catalog/book/101 (Zugegriffen am 06.02.2019)

248. Steil R, Füchsel G (2006) Interviews zu Belastungsstörungen bei Kindern und Jugendlichen: Diagnostik der Akuten und der Posttraumatischen Belastungsstörung. Hogrefe, Göttingen

249. Nader K, Kriegler JA, Blake DD, Pynoos R, Newman E, Weather FW (1996) Clinician administered PTSD scale, child and adolescent version. National Center for PTSD, Boston

250. Pynoos RS, Weathers FW, Am Steinberg, Marx BP, Layne CM, Kaloupek DG et al (2015) Clinician-administered PTSD scale for DSM-5 child/adolescent version. www.ptsd.va.gov (Zugegriffen am 06.02.2019).

251. Arbeitsgruppe Psychotraumatologie der Universitätsklinik Ulm (2018) Deutsche Übersetzung des CAPS-CA. Ulm

252. Pynoos R, Steinberg AM (2013) UCLA PTSD reaction index for children/adolescents– DSM-5. University of California, Los Angeles

253. Elhai JD, Layne CM, Steinberg AM, Brymer MJ, Briggs EC, Ostrowski SA et al (2013) Psychometric properties of the UCLA PTSD reaction index. Part II: investigating factor structure findings in a National clinic-referred youth sample: factor structure of the UCLA PTSD reaction index. J Trauma Stress 26(1):10–18

254. Steinberg AM, Brymer MJ, Decker KB, Pynoos RS (2004) The University of California at Los Angeles post-traumatic stress disorder reaction index. Curr Psychiatry Rep 6(2):96–100

255. Steinberg AM, Brymer MJ, Kim S, Briggs EC, Ippen CG, Ostrowski SA et al (2013) Psychometric properties of the UCLA PTSD reaction index: Part I: UCLA PTSD reaction index. J Trauma Stress 26(1):1–9

256. Tagay S, Düllmann S, Hermans E, Repic N, Hiller R, Senf W (2011) Das Essener Trauma-Inventar für Kinder und Jugendliche (ETI-KJ). Z Kinder Jugendpsychiatr Psychother 39(5):323–340

257. Sachser C, Berliner L, Holt T, Jensen TK, Jungbluth N, Risch E et al (2017) International development and psychometric properties of the Child and Adolescent Trauma Screen (CATS). J Affect Disord 210:189–195

258. Briere J (2011) Trauma symptom checklist for children [Internet]. American Psychological Association. http://doi.apa.org/getdoi.cfm?doi=10.1037/t06631-000 (Zugegriffen am 06.02.2019)

259. Matulis S, Loos L, Langguth N, Schreiber F, Gutermann J, Gawrilow C et al (2015) Reliability, factor structure, and validity of the German version of the trauma symptom checklist for children in a sample of adolescents. Eur J Psychotraumatol 6(1):27966

260. Petermann F (2018) Trauma-Symptom-Checkliste für Kinder und Jugendliche. Z Psychiatr Psychol Psychother 66(4):253–255

261. Cohen JA, Bukstein O, Walter H, Benson RS, Chrisman A, Farchione TR et al (2010) Practice parameter for the assessment and treatment of children and adolescents with posttraumatic stress disorder. Adolesc Psychiatry 49(4):17

262. Kassam-Adams N, Newman E (2005) Child and parent reactions to participation in clinical research. Gen Hosp Psychiatry 27(1):29–35

263. Zajac K, Ruggiero KJ, Smith DW, Saunders BE, Kilpatrick DG (2011) Adolescent distress in traumatic stress research: data from the National Survey of Adolescents-Replication. J Trauma Stress 24(2):226–229

264. Cohen JA, Mannarino AP, Deblinger E, Goldbeck L (2009) Traumafokussierte kognitive Verhaltenstherapie bei Kindern und Jugendlichen. Springer, Heidelberg, S 196

265. Foa EB, McLean CP, Capaldi S, Rosenfield D (2013) Prolonged exposure vs supportive counseling for sexual abuse–related PTSD in adolescent girls: a randomized clinical trial. JAMA 310(24):2650

266. Zandberg L, Kaczkurkin AN, McLean CP, Rescorla L, Yadin E, Foa EB (2016) Treatment of adolescent PTSD: the impact of prolonged exposure versus client-centered therapy on co-occurring emotional and behavioral problems: treatment of adolescent PTSD. J Trauma Stress 29(6):507–514

267. Matulis S, Resick PA, Rosner R, Steil R (2014) Developmentally adapted cognitive processing therapy for adolescents suffering from posttraumatic stress disorder after childhood sexual or physical abuse: a pilot study. Clin Child Fam Psychol Rev 17(2):173–190

268. Rosner R, König H-H, Neuner F, Schmidt U, Steil R (2014) Developmentally adapted cognitive processing therapy for adolescents and young adults with PTSD symptoms after physical and sexual abuse: study protocol for a randomized controlled trial. Trials [Internet] 15(1). https://trialsjournal.biomedcentral.com/articles/10.1186/1745-6215-15-195 (Zugegriffen am 06.02.2019)

269. Foa EB, Gillihan SJ, Bryant RA (2013) Challenges and successes in dissemination of evidence-based treatments for posttraumatic stress: lessons learned from prolonged exposure therapy for PTSD. Psychol Sci Public Interest 14(2):65–111

270. Perrin S, Leigh E, Smith P, Yule W, Ehlers A, Clark DM (2017) Cognitive therapy for PTSD in children and adolescents. In: Landolt MA, Cloitre M, Schnyder U (Hrsg) Evidence-based treatments for trauma related disorders in children and adolescents [Internet]. Springer International Publishing, Cham. S 187–207. http://link.springer.com/10.1007/978-3-319-46138-0_9 (Zugegriffen am 06.02.2019)

271. Schauer M, Neuner F, Elbert T (2017) Narrative exposure therapy for children and adolescents (KIDNET). In: Landolt MA, Cloitre M, Schnyder U (Hrsg) Evidence-based treatments for trauma related disorders in children and adolescents [Internet]. Springer International Publishing, Cham. S 227–250. http://link.springer.com/10.1007/978-3-319-46138-0_11 (Zugegriffen am 06.02.2019)

272. Shapiro F (1996) Eye movement desensitization and reprocessing (EMDR): evaluation of controlled PTSD research. J Behav Ther Exp Psychiatry 27(3):209–218

273. Shapiro F, Wesselmann D, Mevissen L (2017) Eye movement desensitization and reprocessing therapy (EMDR). In: Landolt MA, Cloitre M, Schnyder U (Hrsg) Evidence-based treatments for trauma related disorders in children and adolescents [Internet]. Springer International Publishing, Cham. S 273–297. http://link.springer.com/10.1007/978-3-319-46138-0_13 (Zugegriffen am 06.02.2019)

274. Steil R, Dyer A, Priebe K, Kleindienst N, Bohus M (2011) Dialectical behavior therapy for posttraumatic stress disorder related to childhood sexual abuse: a pilot study of an intensive residential treatment program. J Trauma Stress 24(1):102–106

275. Cloitre MK, Cohen LR, Koenen KC (2013) Sexueller Missbrauch und Misshandlung in der Kindheit. Ein Therapieprogramm zur Behandlung komplexer Traumafolgen. Hogrefe, Göttingen (Therapeutische Praxis)

276. Gudiño OG, Leonard S, Stiles AA, Havens JF, Cloitre M (2017) STAIR Narrative therapy for adolescents. In: Landolt MA, Cloitre M, Schnyder U (Hrsg) Evidence-based treatments for trauma related disorders in children and adolescents [Internet]. Springer International Publishing, Cham. S 251–71. http://link.springer.com/10.1007/978-3-319-46138-0_12 (Zugegriffen am 06.02.2019)

277. Salloum A, Wang W, Robst J, Murphy TK, Scheeringa MS, Cohen JA et al (2016) Stepped care versus standard trauma-focused cognitive behavioral therapy for young children. J Child Psychol Psychiatry 57(5):614–622

278. Idsoe T, Dyregrov A, Dyregrov K (2017) School-based interventions. In: Landolt MA, Cloitre M, Schnyder U (Hrsg) Evidence-based treatments for trauma related disorders in

children and adolescents [Internet]. Springer International Publishing, Cham. S 465–82. http://link.springer.com/10.1007/978-3-319-46138-0_22 (Zugegriffen am 06.02.2019)

279. Plener PL, Groschwitz RC, Kapusta ND (2017) Suizidalität im Kindes- und Jugendalter. Nervenheilkunde 36(04):227–232

280. Robert R, Blakeney PE, Villarreal C, Rosenberg L, Meyer WJ (1999) Imipramine treatment in pediatric burn patients with symptoms of acute stress disorder: a pilot study. J Am Acad Child Adolesc Psychiatry 38(7):873–882

281. Scheeringa MS, Weems CF (2014) Randomized placebo-controlled D-cycloserine with cognitive behavior therapy for pediatric posttraumatic stress. J Child Adolesc Psychopharmacol 24(2):69–77

282. Gillies D, Taylor F, Gray C, O'Brien L, D'Abrew N (2012) Psychological therapies for the treatment of post-traumatic stress disorder in children and adolescents. Cochrane Common Mental Disorders Group, Herausgeber. Cochrane Database Syst Rev [Internet]. http://doi.wiley.com/10.1002/14651858.CD006726.pub2 (Zugegriffen am 06.02.2019)

283. Gillies D, Maiocchi L, Bhandari AP, Taylor F, Gray C, O'Brien L (2016) Psychological therapies for children and adolescents exposed to trauma. Cochrane Common Mental Disorders Group, Herausgeber. Cochrane Database Syst Rev [Internet]. http://doi.wiley.com/10.1002/14651858.CD012371 (Zugegriffen am 06.02.2019)

284. Deblinger E, Heflin AH (1996) Treating sexually abused children and their nonoffending parents: a cognitive behavioral approach. Sage, Thousand Oaks, S 256. (IVPS)

285. Ertl V, Pfeiffer A, Schauer E, Elbert T, Neuner F (2011) Community-implemented trauma therapy for former child soldiers in Northern Uganda: a randomized controlled trial. JAMA [Internet] 306(5). http://jama.jamanetwork.com/article.aspx?doi=10.1001/jama.2011.1060 (Zugegriffen am 06.02.2019)

286. Trowell J, Kolvin I, Weeramanthri T, Sadowski H, Berelowitz M, Glaser D et al (2002) Psychotherapy for sexually abused girls: psychopathological outcome findings and patterns of change. Br J Psychiatry J Ment Sci 180:234–247

287. Lieberman AF, Van Horn P, Ippen CG (2005) Toward evidence-based treatment: child-parent psychotherapy with preschoolers exposed to marital violence. J Am Acad Child Adolesc Psychiatry 44(12):1241–1248

288. Unterhitzenberger J, Lang M, Wintersohl S, Rosner R (2019) Treatment of unaccompanied young refugees with PTSD: experiences and first results of the application of an evidence-based intervention manual. Child Adolesc Psychiatry and Mental Health 13(22). doi: 10.1186/s13034-019-0282-3

289. Scheeringa MS (2016) Treating PTSD in preschoolers: a clinical guide. The Guilford Press, New York, S 222

290. Sachser C, Keller F, Goldbeck L (2017) Complex PTSD as proposed for ICD-11: validation of a new disorder in children and adolescents and their response to trauma-focused cognitive behavioral therapy. J Child Psychol Psychiatry 58(2):160–168

291. Vasileva M, Haag A-C, Landolt MA, Petermann F (2018) Posttraumatic stress disorder in very young children: diagnostic agreement between ICD-11 and DSM-5: PTSD in very young children: ICD-11 and DSM-5. J Trauma Stress 31(4):529–539

292. Gudiño OG, Leonard S, Cloitre M (2016) STAIR-A for girls: a pilot study of a skills-based group for traumatized youth in an urban school setting. J Child Adolesc Trauma 9(1):67–79

293. Goldbeck L, Muche R, Sachser C, Tutus D, Rosner R (2016) Effectiveness of trauma-focused cognitive behavioral therapy for children and adolescents: a randomized controlled trial in eight German Mental Health Clinics. Psychother Psychosom 85(3):159–170

294. Kolko DJ, Cupit Swenson C (2002) Assessing and treating physically abused children and their families: a cognitive-behavioral approach assessing and treating physically abused children and their families: a cognitive-behavioral approach [Internet]. SAGE, Thousand Oaks. http://sk.sagepub.com/books/assessing-and-treating-physically-abused-children-and-their-families (Zugegriffen am 06.02.2019)

295. Kolko DJ (1996) Clinical monitoring of treatment course in child physical abuse: psychometric characteristics and treatment comparisons. Child Abuse Negl 20(1):23–43

296. Arata CM (2000) From child victim to adult victim: a model for predicting sexual revictimization. Child Maltreat 5(1):28–38
297. Classen CC, Palesh OG, Aggarwal R (2005) Sexual revictimization: a review of the empirical literature. Trauma Violence Abuse 6(2):103–129
298. Fergusson DM, Horwood LJ, Lynskey MT (1997) Childhood sexual abuse, adolescent sexual behaviors and sexual revictimization. Child Abuse Negl 21(8):789–803
299. Bockers E, Knaevelsrud C (2011) Reviktimisierung: Ein bio-psycho-soziales Vulnerabilitätsmodell. PPmP – Psychother Psychosom Med Psychol 61(09/10):389–397
300. Macy RJ (2007) A coping theory framework toward preventing sexual revictimization. Aggress Violent Behav 12(2):177–192
301. LoSavio ST, Dillon KH, Resick PA (2017) Cognitive factors in the development, maintenance, and treatment of post-traumatic stress disorder. Curr Opin Psychol 14:18–22
302. Pfeiffer E, Sachser C, de Haan A, Tutus D, Goldbeck L (2017) Dysfunctional posttraumatic cognitions as a mediator of symptom reduction in trauma-focused cognitive behavioral therapy with children and adolescents: results of a randomized controlled trial. Behav Res Ther 97:178–182
303. Habetha S (Hrsg) (2012) Deutsche Traumafolgekostenstudie: kein Kind mehr – kein(e) Trauma(kosten) mehr? Schmidt & Klaunig, Kiel, S 138. (Schriftenreihe/IGSF Institut für Gesundheits-System-Forschung)
304. Harik J (2018) Shared decision-making for PTSD. PTSD Research Quarterly. 29(1):1–4
305. Kliem S, Kröger C, Sarmadi NB, Kosfelder J (2012) Wie werden Verbesserungen nach Typ-II-Traumata infolge unterschiedlicher traumabearbeitender Interventionen eingeschätzt?: Eine Re-Analyse der Umfrage unter psychotraumatologisch erfahrenen Psychologischen Psychotherapeuten. Z Klin Psychol Psychother 41(1):30–37
306. Kröger C, Kliem S, Bayat Sarmadi N, Kosfelder J (2010) Versorgungsrealität bei der Behandlung der posttraumatischen Belastungsstörung: Eine Umfrage unter psychotraumatologisch erfahrenen Psychologischen Psychotherapeuten. Z Klin Psychol Psychother 39(2):116–127
307. Rosner R, Henkel C, Ginkel K, Mestel R (2010) Was passiert nach der stationären Stabilisierung mit komplex traumatisierten PTB-Patientinnen?: Die Bedeutung von Stabilisierung und Konfrontation für die Behandlung traumatisierter Frauen. Z Psychiatr Psychol Psychother 58(2):127–135
308. Schellong J, Epple F, Weidner K (Hrsg) (2018) Praxisbuch Psychotraumatologie [Internet], 1. Aufl. Georg Thieme Verlag, Stuttgart. http://www.thieme-connect.de/products/ebooks/book/10.1055/b-006-149613 (Zugegriffen am 21.03.2019)
309. Kuwert P, Hornung S, Freyberger H, Glaesmer H, Klauer T (2015) Trauma und posttraumatische Belastungssymptome bei Patienten in deutschen Hausarztpraxen. Nervenarzt 86(7):807–817
310. Shalev A, Liberzon I, Marmar C (2017) Post-traumatic stress disorder. N Engl J Med 376(25):2459–69
311. Spottswood M, Davydow DS, Huang H (2017) The prevalence of posttraumatic stress disorder in primary care: a systematic review. Harv Rev Psychiatry 25(4):159–169
312. Reddemann O, Leve V, Eichenberg C, Herrmann M (2014) Zur Bedeutung von Traumafolgestörungen in der hausärztlichen Praxis. Z Allg Med 90(3):123–128
313. Greene T, Neria Y, Gross R (2016) Prevalence, detection and correlates of PTSD in the primary care setting: a systematic review. J Clin Psychol Med Settings 23(2):160–180
314. Maercker A, Forstmeier S, Wagner B, Glaesmer H, Brähler E (2008) Posttraumatische Belastungsstörungen in Deutschland: Ergebnisse einer gesamtdeutschen epidemiologischen Untersuchung. Nervenarzt 79(5):577–586
315. Warner CH, Warner CM, Appenzeller GN, Hoge C (2013) Identifying and managing posttraumatic stress disorder. Am Fam Physician 88(12):827–834
316. Deutsche Gesellschaft für Allgemeinmedizin und Familienmedizin (2014) Positionspapier zur psychosomatischen Grundversorgung in der Allgemeinmedizin [Internet]. https://www.degam.de/files/Inhalte/Degam-Inhalte/Ueber_uns/Positionspapiere/DEGAM_Positionspapier_Psychosomatische_Grundversorgung_final.pdf (Zugegriffen am 21.03.2019)

317. Reddemann O (2016) Psychotrauma, (post)traumatischer Stress und Traumafolgestörungen in der hausärztlichen Versorgung. Ärztl Psychother 4(11):192–198
318. Gemeinsamer Bundesausschuss (2018) Richtlinie des Gemeinsamen Bundesauschusses über die Durchführung der Psychotherapie [Internet]. Verfügbar unter: https://www.g-ba.de/downloads/62-492-1733/PT-RL_2018-10-18_iK-2018-12-21.pdf (Zugegriffen am 21.03.2019)
319. Pawils S, Nick S, Metzner F, Lotzin A, Schäfer I (2017) Versorgungssituation von Kindern, Jugendlichen und Erwachsenen mit sexuellen Gewalterfahrungen in Deutschland: Ein kritischer Überblick. Bundesgesundheitsbl Gesundheitsforsch Gesundheitsschutz 60(9):1046–1054
320. Equit M, Maurer S, Michael T, Köllner V (2018) Konfrontation oder Stabilisierung: Wie planen Verhaltenstherapeuten die Behandlung bei Posttraumatischer Belastungsstörung? Verhaltenstherapie 28(1):7–14
321. Deutsche gesetzliche Unfallversicherung (2017) Psychotherapeutenverfahren – Anforderungen, Handlungsanleitung, Berichterstattung, Gebühren. https://publikationen.dguv.de/dguv/pdf/10002/12086.pdf (Zugegriffen am 21.03.2019)
322. Bollmann K, Schürmann I, Nolting B, Dieffenbach I, Fischer G, Zurek G et al (2012) Evaluation der Traumaambulanzen nach dem Opferentschädigungsgesetz in Nordrhein-Westfalen. Z Psychosom Med Psychother 58(1):42–54
323. Rassenhofer M, Laßhof A, Felix S, Heuft G, Schepker R, Keller F et al (2016) Effektivität der Frühintervention in Traumaambulanzen: Ergebnisse des Modellprojekts zur Evaluation von Ambulanzen nach dem Opferentschädigungsgesetz. Psychotherapeut 61(3):197–207
324. Driessen M, Frommberger U, Steuwe C, Schäfer I (2012) Traumaspezifische Diagnostik und Therapie in Psychiatrischen Institutsambulanzen in Deutschland – eine Umfrage der BDK und des Referates Psychotraumatologie der DGPPN. Psychiatr Prax 39(05):248–249
325. Priebe K, Roth M, Krüger A, Glöckner-Fink K, Dyer A, Steil R et al (2016) Psychiatrische Behandlungskosten von Patientinnen mit Posttraumatischer Belastungsstörung nach sexuellem Missbrauch vor und nach stationärer DBT-PTSD. Psychiatr Prax 44(02):75–84
326. Schäfer I (2008) Traumatisierungen bei psychisch erkrankten Menschen – welche Konsequenzen ergeben sich für das Hilfesystem? Perspektive Rehabilitation:32–44
327. Mauritz MW, Goossens PJJ, Draijer N, van Achterberg T (2013) Prevalence of interpersonal trauma exposure and trauma-related disorders in severe mental illness. Eur J Psychotraumatol 4(1):19985
328. Vauth R, Nyberg E (2007) Unbehandelte Posttraumatische Belastungsstörungen bei schizophrenen Störungen: eine Hypothek auf die Zukunft? Fortschritte Neurol Psychiatr 75(8):463–472
329. Reddemann L, Piedfort-Marin O (2017) Stabilization in the treatment of complex post-traumatic stress disorders: concepts and principles. Eur J Trauma Dissociation 1(1):11–17
330. Köllner V (2018) Rehabilitation. In: Schellong J, Epple F, Weidner K (Hrsg) Praxisbuch Psychotraumatologie. Thieme, Stuttgart
331. Wilms B, Broda M, Dinger-Broda A, Köllner V (2014) Zur Versorgung von Menschen mit psychischen Störungen nach sexueller Traumatisierung. PiD – Psychother Im Dialog 15(01):70–77
332. Köllner V (2014) Psychosomatische Rehabilitation. Psychotherapeut 59(6):485–502
333. Broda M, Hildenbrand G, Köllner V (2013) Versorgungsstrukturen und Schnittstellen psychotherapeutischer Versorgung. In: Senf W, Broda M, Wilms B (Hrsg) Techniken der Psychotherapie. Thieme, Stuttgart, S 312–320
334. Brenner L, Wagner B, Köllner V (2018) Komplexe posttraumatische Belastungsstörung (kPTBS)–Prävalenz, komorbide Diagnosen und Symptombelastung in der psychosomatischen Rehabilitation. [Internet]. Verfügbar unter: https://www.researchgate.net/profile/Volker_Koellner/publication/323457669_Komplexe_posttraumatische_Belastungsstorung_kPTBS-Pravalenz_komorbide_Diagnosen_und_Symptombelastung_in_der_psychosomatischen_Rehabilitation/links/5a971e0aa6fdccecff0b1812/Komplexe-posttraumatische-Belastungsstoerung-kPTBS-Praevalenz-komorbide-Diagnosen-und-Symptombelastung-in-der-psychosomatischen-Rehabilitation.pdf?origin=publication_list (Zugegriffen am 21.03.2019)

335. Gruner B, Köllner V (2016) Psychotherapeutische Versorgung nach Arbeitsunfällen. PiD – Psychother Im Dialog 17(02):44–47

336. Kantor V, Knefel M, Lueger-Schuster B (2017) Investigating institutional abuse survivors' help-seeking attitudes with the inventory of attitudes towards seeking mental health services. Eur J Psychotraumatol 8(1):1377528

337. Elhai JD, Ford JD (2009) Utilization of mental health services after disasters. In: Neria Y, Galea S, Norris F (Hrsg) Mental health and disaster. Cambridge University Press, New York, S 366–384

338. Gavrilovic JJ, Schützwohl M, Fazel M, Priebe S (2005) Who seeks treatment after a traumatic event and who does not? A review of findings on mental health service utilization. J Trauma Stress 18(6):595–605

339. Koenen KC, Goodwin R, Struening E, Hellman F, Guardino M (2003) Posttraumatic stress disorder and treatment seeking in a national screening sample. J Trauma Stress 16(1):5–16

340. Ghafoori B, Barragan B, Palinkas L (2014) Mental health service use among trauma-exposed adults: a mixed-methods study. J Nerv Ment Dis 202(3):239–246

341. ten Have M, de Graaf R, Ormel J, Vilagut G, Kovess V, Alonso J (2010) Are attitudes towards mental health help-seeking associated with service use? Results from the European study of epidemiology of mental disorders. Soc Psychiatry Psychiatr Epidemiol 45(2):153–163

342. Igney C, Ehmke J (2016) Das Opferentschädigungsgesetz–eine gute Idee mit Reformbedarf. Trauma 14(4):65–72

343. Sachverständigenrat zur Begutachtung der Entwicklung im Gesundheitswesen (2018) Bedarfsgerechte Steuerung der Gesundheitsversorgung. Gutachten [Internet]. https://www.svr-gesundheit.de/fileadmin/user_upload/Gutachten/2018/SVR-Gutachten_2018_WEBSEITE.pdf (Zugegriffen am 21.03.2019)

344. Gilbert R, Widom CS, Browne K, Fergusson D, Webb E, Janson S (2009) Burden and consequences of child maltreatment in high-income countries. Lancet 373(9657):68–81

345. Glaesmer H, Gunzelmann T, Braehler E, Forstmeier S, Maercker A (2010) Traumatic experiences and post-traumatic stress disorder among elderly Germans: results of a representative population-based survey. Int Psychogeriatr 22(04):661–670

346. Glaesmer H, Kaiser M, Bräehler E, Freyberger HJ, Kuwert P (2012) Posttraumatic stress disorder and its comorbidity with depression and somatisation in the elderly – a German community-based study. Aging Ment Health 16(4):403–412

347. McFarlane AC (2010) The long-term costs of traumatic stress: intertwined physical and psychological consequences. World Psychiatry 9(1):3–10

348. Hucklenbroich K, Burgmer M, Heuft G (2014) Psychische Folgen von früheren und akuten Traumatisierungen bei Älteren. Z Gerontol Geriatr 47(3):202–208

349. Siegel S, Rau H, Dors S, Brants L, Börner M, Wetzel S, Ströhle A, Peter L. Zimmermann, Willmund G (2017) Expertenmeinungen zum psychosozialen Versorgungsbedarf ehemaliger Soldatinnen und Soldaten der Bundeswehr. Monitor Versorgungsforschung [Internet]. (06/17). https://www.monitor-versorgungsforschung.de/archiv/ausgaben-2017/mvf06-17 (Zugegriffen am 21.03.2019)

350. Monson CM, Fredman SJ, Macdonald A, Pukay-Martin ND, Resick PA, Schnurr PP (2012) Effect of cognitive-behavioral couple therapy for PTSD: a randomized controlled trial. J Am Med Assoc 308(7):700–709

351. Fegert JM (2007) Sexueller Missbrauch an Kindern und Jugendlichen. Bundesgesundheitsbl Gesundheitsforsch Gesundheitsschutz 50(1):78–89

352. Fegert JM, Schnoor K, Kleid S, Kindler H (2008) Lernen aus problematischen Kinderschutzverläufen – Machbarkeitsexpertise zur Verbesserung des Kinderschutzes durch systematische Fehleranalysen [Internet]. Bundesministerium für Familie, Frauen und Jugend, Herausgeber. https://www.bmfsfj.de/blob/94214/851c3940e417a4aa7350671272877daa/lernen-aus-problematischen-kinderschutzverlaeufen-data.pdf (Zugegriffen am 21.03.2019)

353. Böttche M, Stammel N, Knaevelsrud C (2016) Psychotherapeutische Versorgung traumatisierter geflüchteter Menschen in Deutschland. Nervenarzt 87(11):1136–1143

354. Becrlage I, Helmerichs J, Waterstraat F, Bellinger M (2010) Management der Psychosozialen Notfallversorgung in Großschadens-und Katastrophenlagen. In: Katastrophenmedizin–Leitfaden für die ärztliche Versorgung im Katastrophenfall. BBK, Bonn, S 131–150

355. Beerlage I, Hering T, Nörenberg L (2006) Entwicklung von Standards und Empfehlungen für eine Netzwerk zur bundesweiten Strukturierung und Organisation psychosozialer Notfallversorgung. Schriftenreihe Zivilschutzforschung, Bd 57. Bundesamt für Bevölkerungsschutz und Katastrophenhilfe, Bonn

356. Ärztekammer Nordrhein (2015) Kommunikation im medizinischen Alltag - Ein Leitfaden für die Praxis. www.aekno.de/Leitfaden-Kommunikation (Zugegriffen am 21.03.2019)

357. Kleineberg-Massuthe H, Masztalerz O, Kölnner V, Georgiadou E (2017) Psychotherapie mit Geflüchteten in Deutschland: Rahmenbedingungen und Behandlungsanforderungen. Ärztl Psychoth 4(12):211–218

358. Praxis der Psychosomatischen Grundversorgung. Die Beziehung zwischen Arzt und Patient. 2. Überarbeitete Auflage. Stuttgart: Kohlhammer

359. Lotzin A, Buth S, Sehner S, Hiller P, Martens M-S, Pawils S et al (2018) „Learning how to ask": effectiveness of a training for trauma inquiry and response in substance use disorder healthcare professionals. Psychol Trauma Theory Res Pract Policy 10(2):229–238

360. Schäfer I, Wingenfeld K, Spitzer C (2009) ACE-D; Deutsche Version des „Adverse Childhood Experiences Questionnaire (ACE)". www.zep-hh.de (Zugegriffen am 03.10.2019)

361. Siegrist P, Maercker A (2010) Deutsche Fassung der Short Screening Scale for DSM-IV Posttraumatic Stress Disorder. Aktueller Stand der Validierung. Trauma und Gewalt (4):-208–213

362. Schäfer I, Schulze C (2010) Deutsche Version des „Primary Care Posttraumatic Stress Disorder screening questionnaire". www.zep-hh.de (Zugegriffen am 03.10.2019)